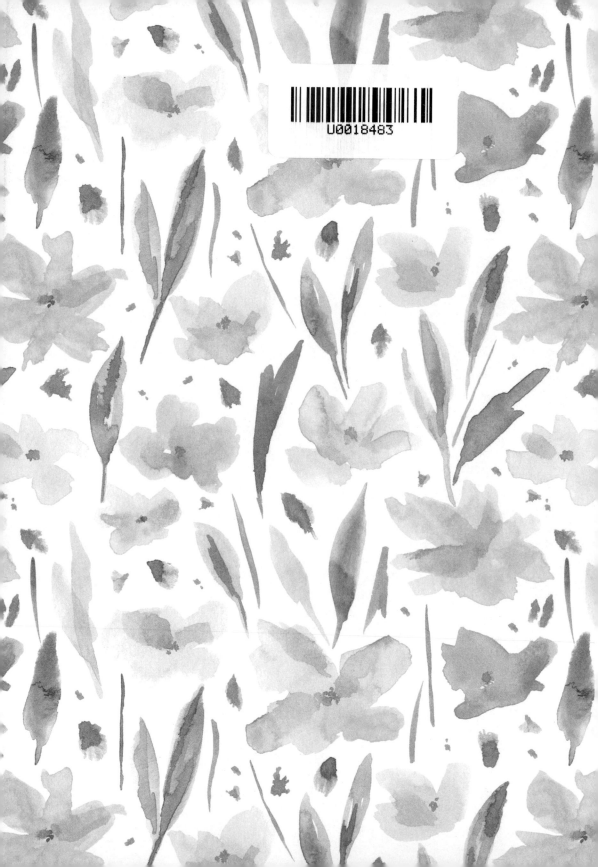

U0018483

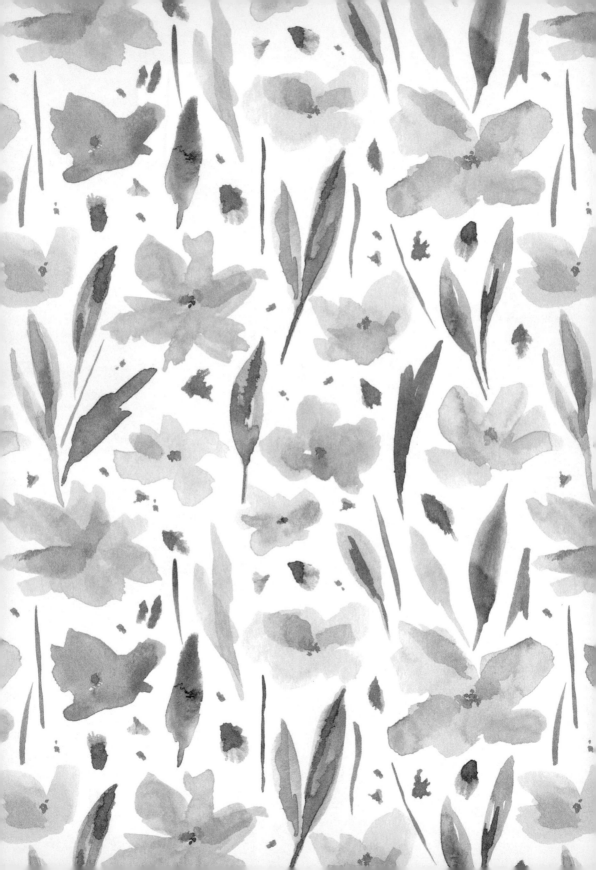

白胖胖、黃胖胖、黑胖胖，
你是哪一種？

中醫辨證論治減肥法，輕鬆有效不反彈

中醫博士 **董正妮**／著

五種肥胖體質
舌象精準分析

速查表

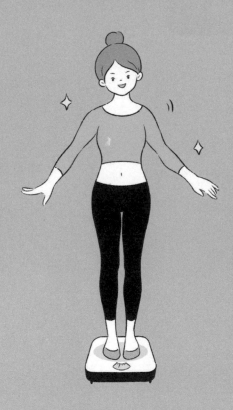

陽虛型白胖胖

中醫認為「寒為陰邪，易傷陽氣」，我們體內的寒氣一多，自身的「脾陽」最先會受到損傷，而它是幫助我們消化的主力軍。主力軍受損了，我們天天吃那麼多東西，廢物都蓄積在體內，身體只能越來越胖！

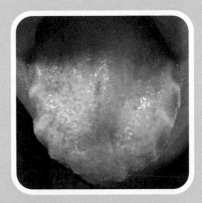

✴ 爲什麼會變成陽虛體質

- ⬜ 先天因素
- ⬜ 大量使用抗生素
- ⬜ 喜歡吃瀉藥
- ⬜ 很少曬太陽
- ⬜ 從事的工作比較緊張，壓力大
- ⬜ 長期不運動，不在室外活動，鮮少曬太陽

✴ 舌象症狀

- ⬜ 舌頭顏色偏淡
- ⬜ 舌質偏嫩
- ⬜ 有些人的舌頭兩側有齒印
- ⬜ 舌苔白，薄厚不定

✴ 身體症狀

- ⬜ 膚色偏白，缺少光澤
- ⬜ 精神差，睡眠品質差
- ⬜ 容易出現水腫
- ⬜ 容易出現腹脹，大便不成形

補氣減脂代茶飲

材料
黃耆 6 克、白朮 10 克、茯苓 6 克、肉桂 10 克、砂仁 3 克

用法
置於砂鍋內，加開水 400 克，蓋子蓋緊，煮半小時，砂仁在出鍋前 5 分鐘放入，倒出飲用，溫服。或者開水沖泡代茶飲用即可。每日 2~3 次。

痰濕型黃胖胖

在濕的分類中，痰濕是最為常見的，也是基礎。體內有痰濕的人，有時候會消化不良，甚至出現噁心感。有痰濕的人，有的是胃強脾弱，胃口極好；還有一部分人會自己控制飲食，但喝涼水都胖。

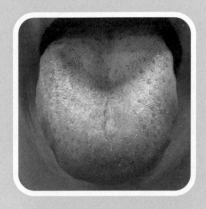

＊ 舌象症狀

- ☐ 舌頭胖大
- ☐ 舌苔厚膩、濕滑，有些呈顆粒狀
- ☐ 舌體呈淡白色或淡紅色

＊ 為什麼會變成痰濕體質

- ☐ 喝太多涼水
- ☐ 吃太多甜的東西
- ☐ 環境太潮濕
- ☐ 五臟失調
- ☐ 晚上洗完頭，沒乾透就睡覺

＊ 身體症狀

- ☐ 膚色淡黃
- ☐ 體型肥胖，頭腦昏沉，嗜睡
- ☐ 四肢沉重
- ☐ 胸悶，氣短乏
- ☐ 女性白帶異常、月經不調或不等
- ☐ 男性前列腺疾病等

陳皮茯苓荷葉茶

材料
陳皮 15 克、茯苓 20 克、荷葉 10 克

用法
將上述藥材打成粉，用紗布袋包好，用開水泡著喝。也可以將其放入杯中用開水沖泡，荷葉可以後放，以減少荷葉芳香的耗散。

濕熱型黃胖胖

濕熱，顧名思義，就是「濕邪」與「熱邪」這兩種病理因素，在體內相搏結、糾纏在一起，阻礙了人體內正常的運化過程。熱有可能是體內的濕轉化而來，也有可能是胃熱導致的。

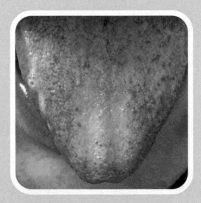

✳ 舌象症狀

- ☐ 舌頭偏紅
- ☐ 舌苔黃膩，多半為厚膩苔
- ☐ 有口乾、口苦甚至口臭的現象

✳ 爲什麼會變成濕熱體質

- ☐ 體內的濕中有部分轉化成熱，再與原本的濕相互膠結在一起
- ☐ 胃火偏重

✳ 身體症狀

- ☐ 頭面部油脂
- ☐ 常伴痘痘、皮炎、濕疹等病
- ☐ 吃得特別多，難以控制食慾
- ☐ 經常口乾舌燥，想喝水
- ☐ 大便黏滯不爽，有解不盡的感覺
- ☐ 易發炎，造成體液發黃
- ☐ 男性易陰囊潮濕
- ☐ 女性易帶下增多
- ☐ 對夏末秋初濕熱氣候，較難適應

健脾祛濕湯

材料

冬瓜皮 30 克、薏仁 15 克、赤小豆 15 克、白朮 30 克、葛根 5 克、玉竹 5 克、陳皮 15 克、扁豆 10 克

用法

將上述藥材煎煮 30 分鐘，溫熱飲用，一次 150 毫升，每日 2 次。服用兩週。

寒濕型黃胖胖

寒、濕常常狼狽為奸——「虛則寒，寒則濕」。在有水濕的情況下再受寒，寒與濕一結合，非常容易入侵體內，而且很難排出，造成寒濕體質。寒邪和濕邪都屬於陰邪，總愛結伴而行，有了寒，濕邪會被困於體內。

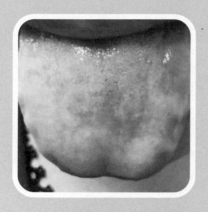

✻ 爲什麼會變成寒濕體質

- ◯ 外部寒和濕入侵
- ◯ 脾腎功能差

✻ 舌象症狀

- ◯ 舌苔白或厚膩，多半舌苔較厚
- ◯ 呈淡紫色

✻ 身體症狀

- ◯ 膚色暗黃
- ◯ 浮腫
- ◯ 肚子脹
- ◯ 頭痛
- ◯ 沒精神
- ◯ 腰部及腰部以下怕涼

茯苓粉粥

材料
茯苓粉 30 克、蓬萊米 30 克、紅棗 2 顆、山藥 30 克、生薑 3 片

用法
將山藥去皮、切塊，紅棗去核。米淘洗好後放入砂鍋中，再放入茯苓粉和紅棗，然後加適量的清水一起熬煮，中途再放山藥，熬煮至稠即可。喜甜的人可以加少許紅糖。

血瘀型黑胖胖

瘀血在體內的時間久了，就會堵在血管裡，讓血液流動變慢，黏稠度增加，血脂偏高，血管變硬，再加上氣血虧虛，沒力氣推動血液運行，而代謝廢物的能力不足，又會加重瘀血的存在，從而導致自己越來越胖。

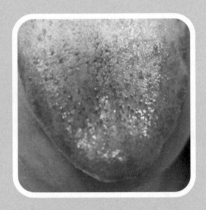

★ 舌象症狀

- ☐ 舌頭呈紫色

- ☐ 舌苔白或者黃，舌苔厚

- ☐ 舌頭可見瘀斑（點），有的在舌尖，有的在兩側

★ 身體症狀

- ☐ 毛孔粗大，膚色偏暗黑
- ☐ 脖子周圍會發黑
- ☐ 臉部、關節周圍有色素沉澱
- ☐ 記憶力差，經常喉嚨乾
- ☐ 皮膚乾燥、粗糙
- ☐ 身體有些地方常常疼痛
- ☐ 血色比較暗

★ 為什麼會變成血瘀體質

- ☐ 外傷
- ☐ 手術
- ☐ 生氣
- ☐ 體虛
- ☐ 受寒

血府逐瘀湯

材料
桃仁 12 克、紅花 9 克、當歸 9 克、生地黃 9 克、牛膝 9 克、川芎 4.5 克、桔梗 4.5 克、赤芍 6 克、枳殼 6 克、甘草 6 克、柴胡 3 克

用法
如果屬於明顯的虛證，而且還沒有形成明顯的血瘀證，不適合服用此湯劑，否則容易傷正氣。

減肥不僅僅是減重，還要健康、安全、有效地減重，
不妨聽聽有著十餘年臨床經驗的專科醫生董博士的建議。

——石学敏（中國工程院院士）

✿ 遵循 1+3 原則，輕鬆瘦身

目前，超過半數的成人有超重或肥胖的情況，而且成人肥胖的趨勢還在不斷增長。

以我自己為例，我也曾經面臨產後肥胖的問題，體重一度上升到八十多公斤，身上的脂肪和贅肉非常多。因為本身是學中醫的，又是研究肥胖的，我沒有採用任何道聽塗說的減肥方法，而是單純使用中醫之道調理，結果兩個月就瘦了 15 公斤，後來慢慢瘦到了 54 公斤，至今也沒有反彈。

我想告訴大家的是，想要變瘦就必須遵循「1+3」的原則，「1」是指改變自己不良的生活習慣，「3」分別指選擇適合自己體質的調理方法、健康的飲食結構、規律的運動鍛鍊。

其中，改變不良的生活習慣是最重要的，如果沒有這個前提，後面的「3」則基本上是徒勞無功。

「1+3」的減肥原則具體怎麼實現，我將會在書中做詳細介紹。

作為一名專業醫師，我看見現代人減肥有很多迷思，比如有些人用單純的節食減肥或者運動減肥、藥物減肥，結果都對身體造成了不良影響，而且很容易反彈。相比之下，真正專業的中醫減肥是在整體辨證施治的基礎上，良性調節胖人體內的痰、濕、瘀，加快

氣血運行，增強脂質代謝，發揮健康減脂減重的作用。

現在，從事專業減肥的醫師水準良莠不齊，甚至有些非專業人員、美容美體機構也在線上和線下，包括不少街邊小店都打著中醫減肥的旗號行事，其實他們很多用的不是中醫的方法，或者說沒有用對中醫的方法。這些是一般人很難去辨別的。

那我們怎樣判斷某個減肥的方法到底對自己有沒有用呢？

很簡單，我們只需要看兩點。第一，體重減下來後，氣色是變好了還是變壞了？第二，體重減下來之後，身體是越來越輕鬆，還是越來越沒精神？

真正專業的中醫減肥是整體調節，會讓氣色越變越好，而且身體輕快，精神飽滿，這是檢查減肥方法是否健康有效的黃金標準！

我在碩士研究生時期開始肥胖症臨床研究。讀博士期間，又將肥胖症與代謝症候群當作研究方向，得到了很多名老中醫及內分泌代謝專家的指導。

畢業後，我一直在臨床從事肥胖症專病診療工作，轉眼間已經十二個年頭。在這段期間，我觀察並收集了兩千多例肥胖症患者的資料，整理了其中一些典型肥胖族群的舌象圖片、脈象資料，記錄他們的症狀，並總結了一些調治經驗，現在分享給大家，希望能幫到讀者。

希望你在看完這本書之後能弄明白幾個問題。

1. 我為什麼會胖？
2. 我是哪一種類型的肥胖？
3. 哪一種減肥方法，能讓我徹底健康地瘦下來，還不會反彈？

如果減肥觀念偏頗，你會很難「享」瘦，所以在本書的第一章，我會帶領大家建立一個正確的減肥觀念，同時也為你提供一個減肥標準。很多人不知道自己是否屬於真的肥胖，參照這個減肥標準，你就能找到答案。

第二章的內容，可以讓你明白為什麼吃同樣的食物，別人不胖你胖了，為什麼你感覺身體總是有各種不舒服，造成種種問題的癥結在哪裡。很多人不知不覺脾和腎都虛了，才導致變胖，自己卻一無所知，我在這一章會一一為你講述。

第三章裡，我詳細為你分析了運動節食減肥、西藥減肥和中藥減肥的利弊。事實上，瞭解不同方法的減肥原理，比盲目選擇一種方法來嘗試，更重要得多。

第四章是本書的重點，也是我研究減肥十幾年的精華。我將肥胖族群分為三類：白胖胖、黃胖胖、黑胖胖。很多人之所以嘗試了很多種方法仍瘦不下來，而且身體越減越差，主要原因是不瞭解自己的體質（肥胖的類型），沒有對症調理所致。我詳細分析了每種肥胖類型的體質特點，比如「白胖胖」受寒多一些，「黃胖胖」體內濕氣多一些，「黑胖胖」瘀血多一些等。同時，我分別提供對應各種體

質調理的藥方、茶方、食療方、經絡按摩法、運動方法來對症減肥，才能事半功倍，不反彈、氣色好。

第五章、第六章，我分別提供了一些減肥併發症的調理方法，如胸悶氣短、心情不好、脖子發黑等，以及準備懷孕、孕期減肉的小妙招。

第七章的內容也至關重要，作為一個中醫醫師，我將從專業的角度告訴大家哪些是減肥的迷思，避免大家入坑。

需要注意的是，如果你是體內荷爾蒙（胰島素、性荷爾蒙）分泌異常導致的肥胖或伴有其他疾病的人，如肥胖相關性糖尿病、肥胖相關性腎病（容易出現水腫、低蛋白血症及蛋白尿）、肥胖相關性骨病（關節變形疼痛）、肥胖相關性不孕症、肥胖相關性睡眠暫停症候群等情況，一定要及時去醫院找醫師幫忙調理。當然，你如果覺得自己肥胖，但沒有什麼併發症，那完全可以試著用本書的方法對症瘦身。

衷心希望大家都可以透過本書擁有自己想要的好身材、好氣色，以及自信、快樂的人生。

董正妮

2021 年 7 月 6 日於天津

目錄

Part 1

控制體重，才能掌控自己的人生

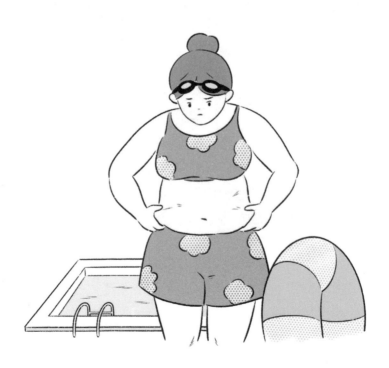

✿ 控制體重和婚姻一樣，都是終身大事

現在，網路上流傳這種說法：「千萬不要去招惹減肥成功的人，這些人都是『狠角色』，他們具有超強的意志力和自律力。」

我遇過一個熟人介紹過來的女孩。她 25 歲，體重 86.5 公斤，從小學一路胖到了大學畢業。如今她因為體型太胖，找不到好工作，每次去面試，從面試官的眼神中，她都能感受到他們的潛臺詞，「連體重都控制不好，怎麼能委以重任？」

第一次看到她，我感受最深的就是她說的，「連自己的體重都控制不好，如何掌控自己的人生！」原來，拖著笨重的身軀，渾身散發著一種慵懶的氣息，不管是工作還是交際，都不能得到別人的認可。

萬科集團總裁郁亮在演講中說過：「只有管理好自己的體重，才能管理好自己的人生。」45 歲的郁亮曾給自己訂了一個目標：登上聖母峰，然而想要成功登上聖母峰，他需要增強自己的體質，進行減重、野戰訓練、跑步、克服高原反應。最後，他透過有計畫的訓練，在三個月後將體重成功地從 75 公斤降到 60 公斤，三年後，也就是郁亮 48 歲時，成功登上了聖母峰。

他說：「這是一種自我實現的象徵。」這是一種自我挑戰的精神，他將這種精神帶進企業，發揚光大，帶領萬科員工「全民健身」，成為房地產行業中極具影響力的人物。

很多人走了很多通往減肥的路，卻一直在路上。拍了很多在健身房的照片，卻沒有流下一滴汗。說了很多遍「吃完這頓就開始減肥！」，但減肥大業一拖再拖……

正在看這本書的你，如果這是你的真實寫照，不要再猶豫了！今天！此刻！你打開這本書的時候，就給自己訂一個目標吧！3 公斤、5 公斤都可以，最重要的是訂一個可行又明確的目標。

我會在這本書裡告訴你怎樣以科學、合理的方式事半功倍地減肥。幫助你控制好體重，把握自己的人生，努力成為美麗、自信、健康、自律的自己！

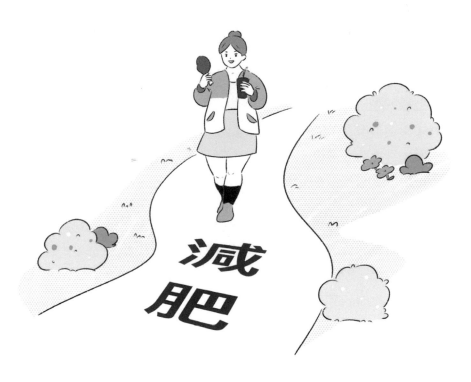

✿ 良好的生活習慣是健康減脂的前提

在前言中，我談到減肥應該遵循「1+3」的原則——「1」是指改變自己不良的生活習慣；「3」分別指選擇適合自己的調理方法、健康的飲食結構、規律的運動鍛鍊。給大家舉兩個實際的例子。

✦ 案例一

我曾接診過一位患者，男孩，15 歲，體重 130 公斤，身高 180 公分。這個孩子從小就比較胖，食量比較大，愛吃肉。我診斷他的舌象、脈象後，發現這孩子的脾胃功能已經受到損傷，而且濕氣比較重。於是，我給他設計了飲食和運動方案，同時採用了辨證的中醫治療。

經過四週的調治，他的體重只下降 2 公斤，並不理想。透過與他的父母進行交流得知，孩子暑假在家裡雖然控制了飲食和持續運動，卻經常熬夜上網，以致第二天接近中午才起床吃飯，而且經常把房間裡冷氣的溫度設定得很低。

我跟他講，熬夜和其他不良的生活習慣，正是他減肥路上的重要障礙，因為經常熬夜會損傷身體正氣、降低代謝，而不規律的飲食習慣和貪涼，又進一步損傷了脾胃陽氣，從而產生濕氣，正因為如此才會導致他的體重降得不明顯。

後來，我規定他晚上九點半就睡覺，早起規律吃飯，同時少吹冷氣。配合中醫調理兩週後，他的體重減輕了 7 公斤。這是一個改善不良生活習慣而使減重大見成效的實際案例。

⭐ 案例二

還有一位患者，男性，46 歲。他是因為身體長期疲乏而過來就診的，自述經常沒精神，犯睏，白天也懶得動，沒有活力。每年做體檢，也沒有什麼大毛病，平時愛喝冰鎮水解渴，愛吹冷氣。因為他是自己開公司，不用準時上下班，所以睡眠時間也不規律，通常睡得晚，起得也晚。

他的身高是 175 公分，體重 73 公斤，單從身體質量指數來看並沒有超標，但是他的肚子明顯比較凸出，其實也是需要減肥的類型。由於他主觀上沒有減肥的意願，我只是按照調理身體的目的，建議他改正不良的生活習慣，配合中醫健脾益氣治療。半個月後，他意外地發現體重居然降了 2 公斤，而且基本上減的全是肚子上的肉，腹部明顯變平，人也變有精神了。

身為一個專業醫師，我想告訴大家的是，減肥並不難，但良好的生活習慣是健康減脂的前提，否則用任何減肥方法都是收效甚微的。

✿ 肥胖帶給我們的只有壞處

肥胖不僅影響美觀，更重要的是它會對身體健康造成不良影響。

① 肥胖的女性不容易受孕

肥胖會影響女性的生殖功能，比如多囊性卵巢症候群的典型症狀就是肥胖、月經錯後（週期延長），伴有痤瘡。肥胖與月經不規律會產生惡性循環，相互影響。如果你不以為然，長此以往還會增加罹患糖尿病、子宮內膜癌的風險。

② 長期肥胖的人，容易患心臟病

肥胖會讓我們的心臟負擔增加，甚至心搏驟停，導致猝死的風險增大。而且，長期肥胖的人往往會有氣短、心慌的症狀，有些人稍微走點路就氣喘吁吁，上氣不接下氣，這是心臟負擔加重的表現。

③ 肥胖會使我們的皮膚變差

肥胖會讓我們的皮膚變黃、鬆弛、沒有光澤。

④ 肥胖會對性格產生影響

在臨床中，我發現很多肥胖的人（特別是年輕人）有內向、憂鬱的傾向，有些人選擇吃抗憂鬱的藥，但抗憂鬱的藥又會加重肥胖，形成惡性循環。

⑤ 肥胖的人，還會伴隨著一些其他問題

譬如高血壓、高脂血症、糖尿病、高尿酸血症、脂肪肝等，這些疾病往往還會誘發其他疾病，產生連鎖效應。肥胖日久，對全身的骨骼也是一種挑戰，尤其是腰椎和膝蓋，都是承重點，長時間壓迫，會疼痛或變形，不能正常走路。

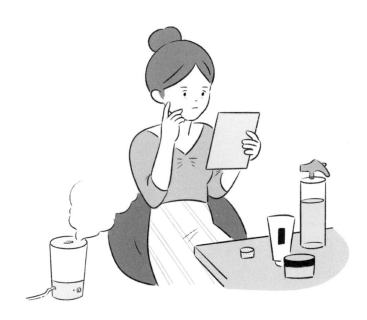

✿ 現代醫學對肥胖症的診斷標準
——BMI

BMI 計算公式及診斷標準

BMI（身體質量指數）的概念最先由凱特勒（Lambert Adolphe Jacques Quetelet, 1796~1874）提出，而後由世界衛生組織（WHO）公布，之後就常被用來當作衡量人體胖瘦程度的一個標準。

BMI 的計算公式如下：

BMI ＝體重（公斤）÷ 身高^2（公尺^2）

身體胖瘦的標準對照表

	WHO 標準 (kg/m2)	男性腰圍 (cm)	女性腰圍 (cm)
偏瘦	＜ 18.5		
正常	18.5~24.9	＜ 80	＜ 75
超重	25~29.9	80~85	75~80
肥胖	≧ 30	＞ 85	＞ 80

如果很「不幸」，你的 BMI 指數顯示你有肥胖傾向，那麼證明你真的該減肥了！

Part 2

實胖與虛胖

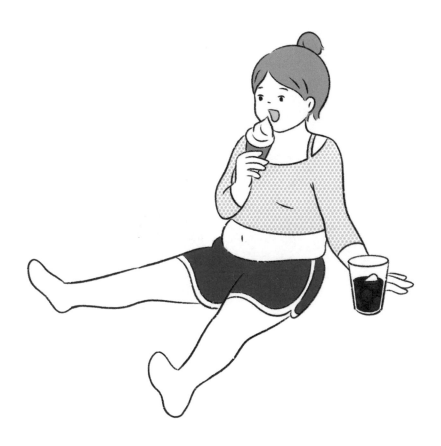

✿ 九成以上的肥胖都是陽虛引起的

肥胖的原因分為兩種，一種是實胖，一種是虛胖。從現代人的生活狀態來看，大多數肥胖的人都屬於虛胖。

傳統意義上的「實胖」，它的根源也是「虛」。其實胖胖們很不容易，看起來身形龐大，不知道的還以為是身強體壯，卻往往身體疲乏，稍微活動一下就氣喘吁吁，這就是體虛的表現。

所謂「實胖」，這個「實」指邪實，就是痰濕、血瘀聚集在體內形成的肥胖，根源在於陽虛，也就是體內陽氣不足、推動力差、代謝差，代謝產物都蓄積在血管內（如血脂高、血尿酸高）或血管外，形成水濕、脂肪等。

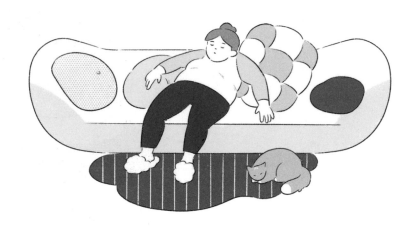

你是不是能坐著就不站著，
能躺著就不坐著？

有人可能會想，我覺得自己平時身體挺好的，怎麼會虛呢？

覺得自己胖的人可以想想，是不是經常感覺乏力、懶得動，一回到家就喜歡躺在沙發上或床上不願意動？這其實就是身體虛。

✴ 虛胖的虛是指「陽虛」

與肥胖相關的陽虛，最容易發生的部位在脾、腎，也就是中醫說的脾、腎陽虛，二者經常相互影響。

脾陽虛的人有哪些症狀

☐	你是否形體虛胖？
☐	你是否腹部涼，吃完東西肚子脹，消化不良？
☐	你是否大便不規律，或者不成形、黏？
☐	你是否臉無血色，唇色淡，舌頭胖大有齒痕？

腎陽虛的人有哪些症狀

☐ 你是否形體虛胖或羸弱、神疲乏力、精神不振、活力低下、易疲勞？

☐ 你是否畏寒怕冷、四肢發涼、身體發沉？

☐ 你是否腰膝酸軟、腰背冷痛、筋骨萎軟？

☐ 你是否性功能減退，易患前列腺炎？

☐ 你是否小便清長、餘瀝不盡，尿少或夜尿頻多？

☐ 你是否聽力下降或耳鳴、記憶力減退、嗜睡、多夢、自汗？

☐ 你是否易患腰痛、關節痛？

☐ 你是否身體浮腫，腰以下尤甚，常下肢水腫？

⊛ 陽虛爲什麼會導致肥胖？

　　脾和腎是一個運濕系統，是身體裡天然的「抽水機」，專門把體內的髒水、廢水運化出去。

　　脾負責將水向上運輸到肺，然後再經過肺的通調水道、宣發和肅降的功能，將多餘水分透過皮膚排出體外。腎則負責氣化作用，將多餘水分透過尿道排出體外。

　　身體內的陽氣就像發電機，只有電力和燃料充足，才可以讓這個「抽水機」正常運轉。一旦電量不足，抽水機無法正常工作，體內就會形成很多髒水、廢水，蓄積在體內越來越多，不僅會造成形體肥胖，還會造成身體乏力，就像每天拖著污水在走路一樣。

　　《黃帝內經》說「陽化氣，陰成形」，意思是若陽氣不足，則體內容易形成多餘的水濕，不易排出，不僅會堆積在體內引起肥胖，有些人還容易伴隨囊腫、增生、腫塊等陰性病理出現。

　　經過現代醫學證實，發現一些癌症腫物與肥胖相關，其實是與陽虛有關，只是西醫裡沒有「陽虛」這個詞。

脾陽虛的人有哪些症狀

⬜	你是否經常覺得很睏、很累？
⬜	你是否講話也沒力氣，平時不想說話、不想動，看見沙發就想坐，看見床就想躺？
⬜	你是否下肢沉重，甚至下肢水腫和臉部水腫？
⬜	你是否小便不太通暢？

※ 如果上述症狀超過 2 條，就證明你可能脾陽虛了。

✿ 為什麼現代人容易陽虛？

臨床上，很多人會問我：「為什麼我身體的濕氣這麼重？」我就會告訴他們，因為你體內陽氣不足，氣血差。他們通常還會繼續問：「為什麼我體內的陽氣不足？」我總結了現代人常見的導致陽氣不足的原因，簡單分為以下五點。

✦ 運動量不足

「動能生陽。」可是現代人無論去哪裡都可以開車、坐車，大家想想，當古代沒有這麼多現代工具時，去一個地方要步行，或者騎馬、坐馬車，更何況騎馬、坐馬車還是有錢人才能享受的，普通老百姓全靠兩條腿走。我們可以再想想，現在讓你走幾十公里，你走得了嗎？

事實上，很多人走不了，走一公里都嫌累。這就是現代人和古人的區別，就算不是跟古人比，跟我們的父輩比，我們的活動量也大大減少了。

中醫說，「久臥傷氣，久坐傷肉。」前半句是說，總躺著不運動的人，臟腑經絡的生理功能會減退，損及人體升發之氣，阻礙氣血運行，出現神疲乏力、肢體倦怠等氣虛的症狀。後半句是說，長時間坐著易傷脾氣，而脾主四肢肌肉，所以久坐會導致四肢部位脂肪堆積。

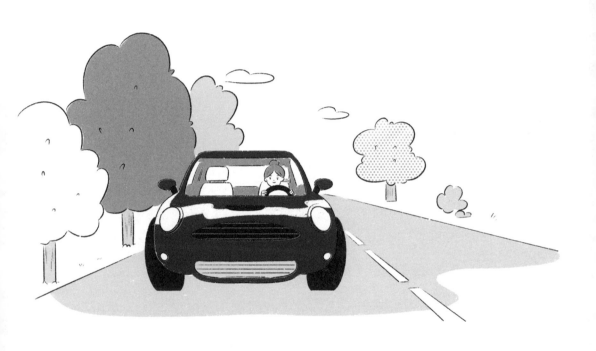

能坐車就不走路的人，
肉都是「懶」出來的

★ 經常熬夜，吃宵夜……

美國加州大學一項調查研究顯示，青少年如果每晚平均少睡一小時，在五年間，他們的體重指數就會上升。可怕的是，增加運動量無法影響這種熬夜肥。

對於成年人來說，熬夜過程中往往伴隨著宵夜。有人說，我熬夜不吃宵夜，是不是就不會胖了？錯了！不吃宵夜也會有熬夜肥！

2017 年，三位研究生物鐘基因的科學家獲得了諾貝爾醫學獎。生物鐘基因可以說是體內的小鬧鐘，控制我們的正常晝夜節律。長時間勞動、過重的壓力，會對睡眠產生影響，導致睡眠缺乏，最終造成這個小鬧鐘功能紊亂，影響人體的荷爾蒙濃度、新陳代謝等。研究發現，睡眠時間越短，**尤其是睡眠時間少於七小時，對體重和腰圍的影響很大。**

我在臨床上最怕遇見的就是作息不規律的人，特別是那種上下班沒有固定時間，每天入睡時間都不一樣的人，比如說員警。我的門診曾經來了一位年輕女員警，28 歲。因為經常會有突發事件，所以她沒有足夠的休息時間，我一看她就知道是體虛，腹部及大腿脂肪較多，舌頭淡嫩，脈沉細，大便不成形，身體經常感到疲乏。

這樣的人要費很大的勁才能把氣血代謝調得稍微好一點，但也很難完全恢復正常。從中醫的角度看，晚上十一點，是入睡最晚的時間，因為此時身體需要修復和代謝！凌晨一點，人體解毒「掌門

人」——肝開始工作，如果無法好好運轉，你的體內就會積蓄越來越多的垃圾毒素，游泳圈和大象腿就會找上身！

健康的睡眠方式是睡「子午覺」，晚上最晚睡覺時間不超過十一點，睡眠七至八小時，中午睡半小時左右，做到「子時大睡，午時小憩」。

這樣一來，不僅可以幫助我們控制體重，維持正常荷爾蒙濃度，還可以降低心血管疾病風險。

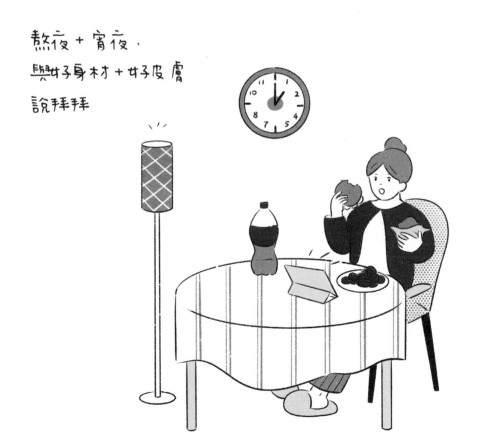

熬夜 + 宵夜，
與好身材 + 好皮膚
說拜拜

人體經絡在一天之中，子午流注的循行時間

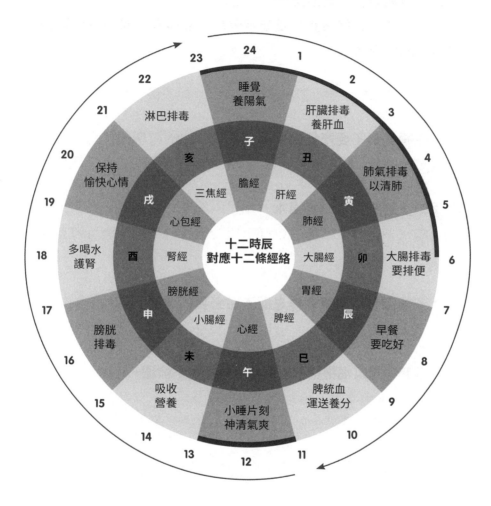

晚上十一點～早上六點是最佳睡眠時間
中午十一點～下午一點是子午覺時間

大家一定要清楚，**健康的生活方式是一輩子的事，不要指望三、五天的改變就能從此擺脫贅肉**，想要擁有好身材，保持良好的生活習慣尤為重要。**透過減肥，養成健康且可以長期持續的生活習慣，才是減肥的關鍵。**

如果因為工作，迫不得已需要熬夜，那麼請遵循以下幾條建議。

①**在睡覺前不要吃任何東西。** 在睡前你的胃準備休息了，這時候進食，會導致食物不能被好好地消化吸收。

②**早上起來後喝一杯溫水。** 如果由於某些原因被迫熬夜，建議早起後喝一杯溫水，不僅可以一定程度地喚醒身體，還可以加快新陳代謝。

③**不要因為不規律的作息而不做必要的運動。** 適度地增加運動量是必不可少的。

④**熬夜後可以喝枸杞石斛茶和百合燕麥粥調理。** 枸杞補益肝腎，益精明目，《食療本草》稱枸杞可以「補益筋骨……去虛勞。……又益精氣」；石斛，養陰清熱。可以說，這道茶對於熬夜的人非常適合。

百合甘寒，可清熱生津、養心潤肺，適合熬夜虛火旺的人；燕麥能補益心脾，有降血糖、調血脂的作用。同時，燕麥還可以延緩胃腸的排空時間，食用後易於產生飽腹感。美國的《時代》雜誌也認為，燕麥是減肥的天然理想食物。食用百合燕麥粥可以緩解熬夜帶來的氣血虧耗。

枸杞石斛茶

材料
寧夏枸杞 8 粒、石斛 5 克

用法
開水沖泡代茶飲。

小叮嚀
茶飲喝完後，可將枸杞細嚼慢嚥吃下。此方雖然可以緩解熬夜傷陰，但根本還是杜絕熬夜，所以久服需諮詢專業醫師。

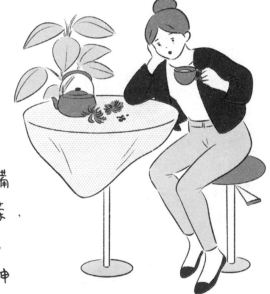

熬夜黨必備
枸杞石斛茶，
補充能量，
找回好精神

百合燕麥粥

材料

燕麥片 100 克、百合 25 克

用法

把百合用水煮熟，撒上燕麥片攪勻，煮沸 5 分鐘。每天早、晚分食。

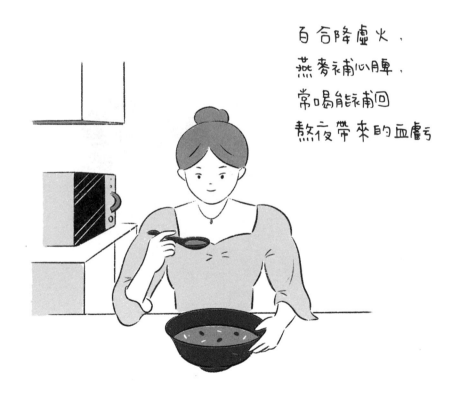

百合降虛火，
燕麥補心脾，
常喝能補回
熬夜帶來的血虧

✴ 情緒時常不佳

隨著經濟的高速發展，人們的生活壓力也越來越大，焦慮、緊張等一連串負面情緒迎面而來，很難排遣。

研究發現，**壓力會增加體重超標的風險。現代醫學認為，負向情緒會透過增加體內調節壓力的荷爾蒙「皮質醇」，進而讓人出現更多的情緒性進食，導致體重上升，特別是女性表現得更為明顯。**

中醫認為，緊張、焦慮會影響肝的疏泄功能。肝如同一個交通警察指揮體內臟器有序工作，如果肝功能異常，就會影響脾的功能，導致水濕停留在體內，更易形成肥胖。

Dr. 董的提醒

❶ 記錄下讓自己難過的事情，並且正視它，解決它。
❷ 多接觸新鮮事物，讓心情開朗。
❸ 心情不好的時候，安靜地閱讀一些有正能量的書籍。
❹ 聽積極向上或者舒緩的音樂。
❺ 與大自然多接觸，不要總是待在室內。

★常食寒涼

陽氣是溫熱之氣，凡是屬性寒涼的食物，均會導致人體陽氣的損傷。

損傷陽氣的食物分兩類，第一類是溫度冰涼的，比如從冰箱拿出來的一切食物。第二類，雖然從溫度上來看並不低，但按照中醫屬性的劃分，屬於寒涼之品，比如，海鮮、綠茶等。哪些常見的食物最容易傷陽呢？我們舉幾個例子。

①**冷飲：**天氣炎熱的時候，男士喜歡喝冰啤酒、冰可樂，而女生喜歡吃霜淇淋。冷飲雖然能讓我們一時痛快，但會消耗身體的陽氣，損傷脾胃。

②**海鮮：**有人覺得海鮮都是蛋白質，吃了不長肉，殊不知海鮮屬於寒性食物，會損傷脾胃。經常食用海鮮，體內容易生濕，間接造成肥胖。平常濕氣比較重、身體寒涼的人，最好少吃海鮮。此外，吃太多海鮮的人容易出現胃痛，這也是胃陽受損的表現。

③**水果：**涼性水果有很多，比如，西瓜、雪梨和臍橙等。雖然水果能為我們提供充足的維生素，但用水果代替主食是非常不好的習慣。吃太多涼性的水果會損傷陽氣，容易引起痛經、月經紊亂等問題。

④**綠茶：**紅茶是溫性的，而綠茶是涼性的。綠茶具有清熱降火的功效，適當飲用對身體健康有益，但喝太多，是弊大於利的，會損傷身體陽氣。

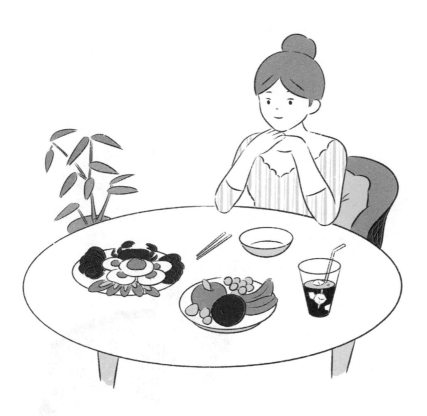

常吃寒涼食物的女性，
肥胖和早衰是你的「終點」

★夏季長期待在冷氣房

夏季是陽氣熱量十足的時節，此時地熱足，太陽也好，是補充陽氣的大好時機，我們的身體透過吸收熱量、出汗等，可以排出體內的寒氣。可是現代人為了舒適而長期待在冷氣房，該出汗的時候不出汗，寒氣、濕氣鬱積在體內無法排出，導致了陽虛的體質。

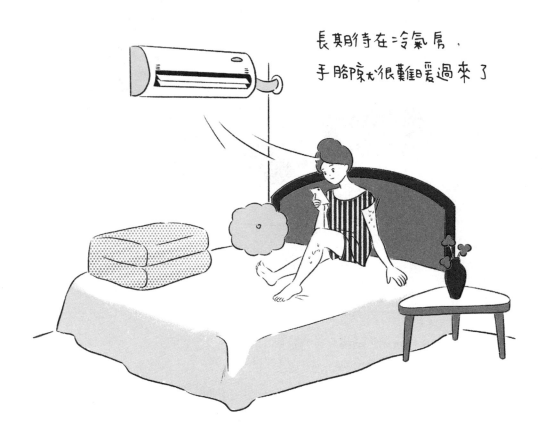

長期待在冷氣房，
手腳就很難暖過來了

Part 3

運動、西藥、中醫，
哪種瘦身法能事半功倍？

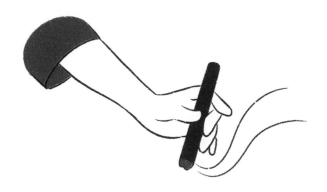

✿ 哪種減肥方法的效果最明顯呢？

「董醫師，你有什麼減肥的方法呢？」「哪種減肥方法的效果最明顯呢？」……

從事專業減肥領域工作以來，幾乎天天都有人在網路和門診問我這類問題，相信正在看這本書的你也不例外。隨著大家對健康的關注，以及對「以瘦為美」的追求，很多人都在絞盡腦汁地尋找和嘗試各種減肥方法，希望能找到一種事半功倍的方法，但是大多都「無功而返」，甚至「賠了夫人又折兵」。

當你想減肥時，我想請你首先問問自己幾個問題，我是真的胖還是自己太挑剔？我的預期目標是否符合實際？

如果發現自己是真的胖，想要達到的目標也不離譜，那你還要想想，我是怎麼變成這麼胖的？

有的人可能是體質因素，不僅自己胖，家裡的長輩也胖，生下來就是易胖體質，這就是現代醫學常說的遺傳性肥胖——也就是中醫說的肥胖體質。這種遺傳性肥胖比較難減，但透過中醫的方法調節體質，還是有效果的，只是這類人要比一般人付出更大的努力。

還有一部分肥胖的人是精神狀態不好，睡眠不足所致。也有人是缺少運動，每天吃了睡，睡了吃，或者一天都坐在辦公室所致。還有人喜歡大吃大喝，也有人是內分泌因素導致的，比如胰島素分

泌過多，導致脂肪合成過剩，還有人是在服用某些藥物之後導致的……

弄明白自己肥胖的原因之後，再去選擇相應的調理方法，就不至於把減肥成功弄得像買彩券中大獎那樣希望渺茫。**因為所有的調理方法都是根據病因制訂的，只要自己找對病因，將其去除，瘦下來是自然而然的事。**

我在讀博士期間，對減肥方法做了一個統計研究，把一百多位肥胖患者分為三類。

第一類，透過運動和節食減肥。
第二類，應用西藥減肥。
第三類，用中醫的溫陽、補氣、化痰法減肥。

下面我將帶大家詳細地瞭解一下這三種方法，以便大家理性而科學地進行選擇。

✷ 運動和節食減肥

這就是我們經常說的「管住嘴，邁開腿」，也是談到減肥時首先想到的一種方法。

要想減肥，不外乎就是「少進多出」，就像一顆大氣球一樣，要想讓它變小，一種方法是不再吹氣，還有一種就是放氣。前者就是節食，後者就是運動。但是臨床上多數人對這種方法存在很多迷思，

其實無論選擇哪種方法，運動和節食都是必不可少的。

運動減肥

運動的好處大家都知道，從中醫的角度，透過運動可以激發身體的陽氣，而陽氣可以溫化體內的痰濕。在中醫看來，多餘的脂肪就是痰濕，運動可以讓我們的氣血在身體裡加速流通，也就是西醫講的加速新陳代謝，可以讓體內的痰濕和毒素排出體外。

運動產生熱量，可以燃燒脂肪，但是會有平原期，需要堅持。有很多在我這裡調治的朋友都說，因為自己急於求成，變「慢工出細活」為「大力出奇蹟」。大家一開始對這種方法都「慷慨激昂」，但是畢竟這些所謂的「計畫」很令人痛苦，許多人堅持了一段時間，就對自己放鬆了，結果造成反彈。有些人可能一開始效果比較明顯，但是隨著平原期的到來，本來就飽受「摧殘」的自己就堅持不住了。

因此，為自己制訂一個能堅持下去的合理計畫很重要，做些自己喜歡做的運動之外，還要知道自己每個階段應該做什麼。

節食減肥

有這麼一句話相信大家都不陌生，「不能一口吃成胖子，但胖子卻是一口一口吃出來的。」有的人可能吃得很多，什麼都愛吃，完全不挑嘴；還有的人偏愛一些食物，像大家熟知的油炸類食物，炸薯條、炸雞、炸油餅等，以及富含碳水化合物的食物，比如，點心、

飲料、奶茶等，這些都容易造成肥胖。

　　所以，也就有了節食的減肥方法。有人說：「我訂個一個月瘦十幾公斤的目標，每天不怎麼吃飯，就吃一點，餓著自己的肚子，這樣行不行？」我認為這樣不行，而且不僅是做法不行，思想上也不行。

　　我們要把減肥看作一個細水長流的過程，不要總想著自己一個月瘦十幾公斤，那樣不僅對皮膚不好，也對身體健康不利，可能會造成貧血、厭食、胃痛等。而且有些朋友可能有體會，這種方法一開始的效果比較明顯，畢竟沒吃東西，人體只能消耗自己累積的脂肪，但是過了一段時間，體重變化就不明顯了。很多人都很納悶為何會如此，其實這是由於長期沒有供給充足的能量，機體啟動了自己的保護機制，會適應性地降低能量消耗，導致新陳代謝減慢，從而達到一個平原期，此時體重就很難下降。

　　另外，減肥也是一個心理戰，不是所有人都能一直對自己這麼「殘忍」的。盡量不要把減肥搞得很痛苦，我們都不願意做讓自己煎熬的事情。對我來講，硬讓我餓著肚子，我就受不了。而且多數朋友過了減肥的「三分鐘熱度」，一旦有了炸雞、薯條的誘惑，就會報復性地多吃，一些人還會安慰自己「吃飽了才有力氣減肥」，這也會導致減肥前功盡棄，甚至比以前還要胖。因為當我們「吃撐了」時，胃部會變得比平常大很多。胃部的特性跟橡皮筋很像，本來是有彈性的，變長了還能恢復原狀，但要是它長時間一直處於撐大的狀態，慢慢地就會和長時間拉伸的橡皮筋一樣，變得比原來更長，

對於胃來說就是比原來大了。這個時候我們會發現，以前的食量不能滿足我們的飽腹感了，如此惡性循環，怎麼可能瘦得下去？

還有一類人為了免於遭受餓肚子的痛苦，每天還是吃那麼多，只不過換成了水煮菜之類的，這也是不對的。除了一定會影響身體健康之外，之後只要不是一直吃水煮菜，體重就一定會反彈。因為你的食量並沒有變小，所以當你恢復正常飲食的時候，吃得跟原來一樣多，體重就會迅速反彈。

因此，根據以上提到的節食常見迷思，我建議正確的節食應該是分階段制訂合理的計畫，改善飲食結構及飲食習慣，而非一味地少吃或者不吃。

節食減肥其實歸根到底是「減胃」，我們要讓自己的胃「變小」。

首先在飲食習慣上要調整，比如，平時吃東西時要盡量把速度放慢，細嚼慢嚥，並且吃八分飽。大家可能都有體會，當吃東西很快時，往往在我們感覺吃飽的時候，就已經吃「撐」了，這樣還是沒有達到「減胃」的效果。

飲食結構方面，我們可以少吃油膩的食物，平時多吃點蔬菜，以及蛋白、豆製品等蛋白質含量比較多的食物，控制白米、麵粉、粉條等以碳水化合物為主的食物。你也可以根據自己的情況，適當吃些「好吃的」，這樣可以延緩達到平原期的時間，也利於始終「元氣滿滿」地進行減肥。這樣下來，就可以既達到減肥的目的，又可以避免營養不良和過度饑餓。

我為患者總結的比較簡單實用的減肥飲食建議是：❶ 不要吃垃圾食品，包括深度加工食品、油炸食品、添加劑很多的食品。❷ 少吃寒涼，寒涼傷脾胃，會影響食物的消化吸收和代謝，容易長不好的脂肪。❸ 吃飯七分飽，吃得過飽，加重了腸胃負擔，不僅長胖還容易衰老。❹ 晚餐盡量減，特別是主食和肉類盡量減，如果實在餓，可以吃高品質的純燕麥片和蔬菜。因為晚上人體代謝減慢，非常容易長脂肪，所以攝入量一定要控制。

　　關於吃，還有一個問題。有很多人會說：「我見過那種吃很多還不胖的人，特別是那些美食部落客，那是怎麼回事？」這種情況還真的不必去羨慕。表面上，短期內這些部落客因為先天體質的原因，沒有特別胖，但時間久了身體的問題就來了。第一個問題就是早衰，胃口大的人會給脾胃系統造成很大的負擔，久了脾胃功能降低，氣血生化出現問題，會比同齡人衰老得更快。第二個問題是早衰帶來的局部肥胖，身體有些部位會出現贅肉。這種人的臉看起來不胖，但身體其他地方藏著肉，是一種非常不健康的現象。我們看小孩子，他的臉往往是胖嘟嘟的，那是陽氣充足的表現。人衰老時，臉上肉少了，身上肉多了，這是陽明經脈衰，氣血不足的表現。所以不要羨慕那些吃多少都不胖的人，他們吃的是青春。

　　此外，還需要提醒大家的是，不管是單純的運動減肥或者單純的節食減肥，都非常容易反彈，例如運動員退役後體重會明顯增加，節食後一旦恢復正常飲食，體重會比減肥之前更重。所以減肥一定要根據自己的體質制訂一個減重原則，而不是用單一的方法。

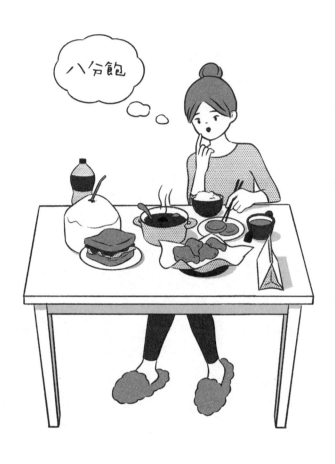

如果你不知道多少是八分飽，
就先學會細嚼慢嚥吧！

✦ 西藥減肥

西藥減肥的特點是起效快、效果明顯，不足之處是反彈率高、副作用較大。現在常用的有：奧利司他（Orlistat）、二甲雙胍（Metformin）、利拉魯肽（Liraglutide）針劑。

1 奧利司他

西藥減肥的原理是透過抑制腸道脂肪酶的活性，減少身體對脂類物質的吸收，從而達到脂肪消耗大於吸收的效果，最終達到減肥的目的。也就是說，我們每天還是像以前那樣吃喝，但是其中形成脂肪的物質都被原封不動地排出去了，所以很多人會排脂肪便。我門診的患者有很多人吃過這個藥，她們告訴我，吃這個藥的時候最好穿尿布，因為容易拉油。也有一些人因為受不了這個副作用而選擇停藥。

2 二甲雙胍

主要是針對胰島素抵抗而出現糖尿病，伴有肥胖的患者。它可以透過一系列作用，讓你面對「滿漢全席」，卻「心如止水」、「紋絲不動」，也就是透過抑制我們的食慾，最終達到減肥的目的。

3 利拉魯肽針劑

臨床上主要用於飲食、運動控制無效的第二型糖尿病患者。主要是可以抑制攝食中樞，延緩胃排空的速度，進而達到減肥的目的。也就是說，不僅讓我們感覺不那麼想吃東西，還感覺胃裡有東西，減少攝入食物，從而減肥。

需要提醒的是，上述西藥均可能導致腹脹、腹瀉、噁心等副作用，不建議大家長期服用。

在臨床上，有很多選擇以上方法減肥卻失敗的案例。我有一位患者，聽朋友介紹了一種懶人方法，服用奧利司他。剛開始確實瘦了一些，但是過了一段時間，就出現腹脹、噁心的副作用，從此不敢再吃。而且隨著停藥，體重又開始反彈了⋯⋯

✴ 中醫辨證論治減肥法

中醫是傳統醫學，擁有上千年的使用記載，經過了歷史的核對再加上現代研究的檢驗，具有作用持久、針對性強等優點。而且療法多樣，有中藥湯劑內服、外洗，針灸、艾灸、推拿、拔罐、刮痧等，可供想減肥的朋友進行選擇。其優勢在於因人而異，辨證施治。

人與人的體質不一樣，調理的方法也不太一樣。所以不能跟風，不能盲目照搬照抄，而需要在中醫望、聞、問、切的指導之下進行調理。

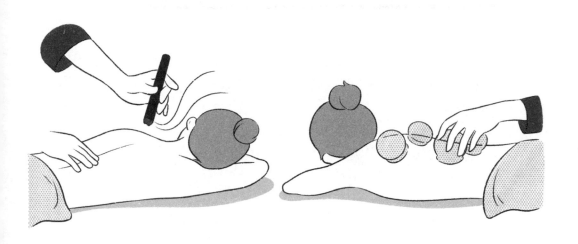

只要確定了自己的體質，對症調理，
無論艾灸還是拔罐，都能輕鬆瘦下來

✿ 中醫辨證論治減肥法事半功倍

✳ 爲自己量身打造的減肥法才是最好的

2013 年至 2015 年，我對前面提到的三種減肥方法做了一個統計研究，把一百多位肥胖患者分爲三類，第一類是透過純運動和節食減肥，第二類是應用西藥減肥，第三類就是用中醫的溫陽、補氣、化痰法減肥。

兩個月後，這三組中效果比較理想，副作用少，而且減肥效果持久的，還是中醫的方法。

不僅如此，中醫的溫陽補氣化痰法，大大改善了肥胖朋友的症狀，比如，身體困重、神疲乏力、頭暈、便溏不爽等。

中醫減肥的歷史非常悠久，早在《黃帝內經》中就記載了肥胖，如果我們辨證準確、調理得當，會瘦得很輕鬆。

講完各種減肥方法之後，大家可能想問我：您推薦哪種減肥方法呢？

我認爲「1+3」減肥法是最好的搭配，「1」是指健康的生活習慣，「3」是指因人而異的調理方法，合適的運動，以及合理的飲食，這也是適用於大多數人的方法。

我在臨床上治療的一位小姐，充分證明了中醫辨證論治減肥法的優越性。

這個患者婚前身體苗條勻稱，身高 171 公分，體重 61 公斤左右。她在 24 歲結婚，由於工作需要，每天坐在電腦前整理各種文件，現在結婚不到四年，發現身體逐漸發胖，最初沒怎麼在意，現在竟然達到 75 公斤。她說，她吃過西藥，也曾節食和運動，效果都不理想。要麼瘦得慢，要麼有副作用。

儘管這樣，她也沒有放棄，因為她知道肥胖不僅影響美觀，而且也容易得糖尿病、心臟病等疾病。有段時間她發現，公司裡有個和她一起工作的胖嘟嘟的女孩瘦了很多，就很好奇她是怎麼瘦下來的。

可能是緣分吧，那個胖嘟嘟的女孩正好是在我這裡治療的，效果不錯，然後向她推薦了我。

身為中醫，當然得辨證，不能什麼人都給同一種藥。當時她來的時候，除了體重 75 公斤之外，還說自己白天容易犯睏，大便黏。平時飲食以油膩肉食、奶茶飲料為主。她的舌頭顏色淡且胖，舌邊有齒痕，舌苔白膩。

我當時觀察她的肥肉多集中於腹腰部、大腿部，用手摸摸沒有彈性，肌膚鬆弛、容易下垂。同時，我發現她痰濕象明顯，所以給她辨證為痰濕內盛證，也就是後面我們提到的黃胖胖。

根據她的情況，我給她推薦了兩個方子：一個泡腳方，一個茶方。

這個泡腳方是二陳東加減，源自於宋代官修的《太平惠民和劑局方》。痰濕型肥胖的人用此方泡腳，效果很好。此外，我請她每天配合做揉腹操（見 60 頁）。

揉腹是我極力推薦給大家的一個減肥又養生的方法，它非常省事，而且作用強大，只要堅持，一定會有意想不到的效果。

中醫認為，腹部有五臟六腑，有肝、脾、胃、大小腸、腎、膀胱等臟器分布，因而腹部被喻為「五臟六腑之宮城，陰陽氣血之發源」。**揉腹可以促進氣血運化，調節陰陽，促進大腸蠕動。持續揉腹可以迅速消除積存在腹部的脂肪，有助於防治肥胖症，還對高血壓病、糖尿病和冠心病等疾病有不同程度的調理作用。**

按照我推薦的方法調理三個月後，這位小姐的體重從 75 公斤降至 60 公斤，身體不舒服的症狀大致消失，到現在也沒有反彈。

中醫的特點在於因人而異、辨證論治，所以我們在嘗試中醫減肥法的時候，要辨別自己屬於哪一個類型的肥胖，或者去找個中醫醫師看看，為自己量身打造一套減肥的方法，畢竟適合自己的才是最好的。

荷葉陳皮山楂茶

材料

荷葉 20 克、山楂 3 克、陳皮 10 克、薏仁 3 克

用法

搗碎後用紗布袋包好，用 200 毫升的開水浸泡後代茶飲。每天 2~3 次。

小叮嚀

胃酸過多的人不宜用過多山楂。

二陳東加減

材料

茯苓 30 克、法半夏 20 克、陳皮 15 克、甘草 10 克、冬瓜皮 30 克

用法

用紗布袋將藥材包裹起來，放入水中以大火煎煮至沸騰，轉小火繼續煎 30 分鐘，或將上述藥材打成粉後，放入紗布袋裡煮水，然後用湯藥和熱水淹沒腳踝泡腳即可。睡前泡 20 分鐘左右。

揉腹操

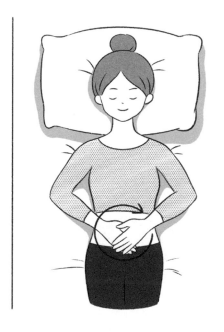

姿勢

仰臥位、站立位、坐位均可。

方法

❶ 摩腹

將手互搓大約 36 下，再將發熱的手心貼在肚臍中心，小範圍的摩擦腹部。

❷ 揉腹

以肚臍為中心，手暖後兩手重疊，圍繞肚臍順時針方向揉，範圍由小到大，適當加壓。每天早晚各 1 次，每次約 10 分鐘。

小叮嚀

合理飲食，細嚼慢嚥，每次吃七、八分飽。少食油膩、多吃蔬菜，杜絕各種飲料和垃圾食品，不要熬夜，每天運動 30 分鐘。

✿ 董氏「1+3」減肥法的優點：
反彈少、氣色好、無肌膚鬆弛

接下來，我為大家簡單分析一下相對於市面上的減肥方法，董氏「1+3」減肥法的優勢有哪些。

① 反彈少

就在我寫書期間，不斷收到類似這樣的資訊：「董醫師，快救救我吧，我是反覆減肥，反彈嚴重，減了十幾年，胖了十幾年。」

很多人嘗試市面上的各種減肥方法，比如，生酮飲食、斷糖飲食、限制能量平衡膳食（CRD）減肥法、GM 減肥法（註：美國通用汽車公司在美國食品藥品監督管理局和農業部的協助下，研發設計的七日瘦身健康菜單）、瀉藥減肥……，他們採用後都覺得有一定的效果，但是一旦停止，就反彈嚴重，而且比之前更胖，一次比一次更難減肥。這是因為有些極端的減肥方法打破了身體的平衡，造成身體的報復性肥胖。更可怕的是，有些方法會造成身體機能的衰老，得不償失。

大家會發現，我在書中介紹的減肥方法第一步，一定要對胖胖們進行辨證分類，看他是屬於哪一種類型的，找到變胖的原因是最主要的。第二步，給大家提供綜合的治療方法，原則是「1+3」，根據每一種胖胖的類型，結合生活習慣、飲食、運動，給出對應的調

理方法。這本書也介紹了非常詳細的食譜及運動計畫，都是非常柔和的，不會對身體造成極端的傷害。

這些年來，我在臨床工作中發現，運用我的方法減肥的人反彈極少。有一個 21 歲的小女孩是我幾年前的患者，之前是 95 公斤，非常自卑，不敢逛街買衣服，後來用我的方法減到了 63 公斤。

她本身就年輕，皮膚彈性很好，所以減完後整個人就像整容了一樣，完全大變樣。前一段時間，她的母親身體不好，來找我調理，她也來了。她說，她這幾年體重一直沒有反彈，而且好像已經不是易胖體質了，免疫力也變得好很多……

② 氣色會越來越好

有很多第一次來找我減肥的人，會開門見山、毫不客氣地問一個問題：「你的方法包瘦多少公斤呢？」

我一聽就知道這個人的減肥思路是不對的，**減肥不光是看體重，體型和精神狀態同樣很重要**。有些人即使體重減了，從電子秤上看的數字是好看，但氣色卻越來越差，臉色發暗，皮膚鬆弛，看起來不僅沒有變美，而且還變衰老了，這樣減肥有什麼意義呢？

對於這樣的問題，我通常會回答：「我不包瘦多少公斤，但只要減下去的人，我包她氣色會越來越好，沒有一個氣色變差的。」

這是因為我的方法是從根本上解決體虛和濕氣、血瘀的問題，

人不僅會減重，而且精神狀態和氣色也越來越好。

我有位患者是刑警，體型肥胖，肚子大，全身皮膚黑，嘴唇的顏色也黑，有時候還會胸悶憋氣。我對他的辨證是屬於典型的黑胖胖，並給他用書中的方法治療了一個多月，他的體重減了十幾斤，他的妻子都說他變白了（身上的皮膚都白了），臉部沒有以前油膩暗沉了，嘴唇也變粉紅了──這是很典型的氣色變好的例子。

③ 不會出現減肥後皮膚鬆弛的現象

用了很多減肥方法之後，雖然體重減掉了，但是皮膚鬆弛嚴重，特別是臉上的法令紋看起來又深又長。試問，這樣的減肥有什麼意義呢？

使用「1+3」方法減肥成功的人，不僅不會出現皮膚鬆弛的現象，反而很多人會覺得皮膚緊致了，這是為什麼呢？

我們的方法非常注重脾胃功能，而皮膚肌肉的鬆弛與脾胃功能、氣血關係密切。「脾主肌肉」，如果脾胃功能好、氣血充足，則皮膚和肌肉都會有彈性且充滿光澤，這種緊致和光澤是從內到外的，不同於現在的緊膚美顏儀「熱瑪姬」和水光注射療程，是在相對表淺的地方。

我的門診曾經來過一個做完切胃手術減肥的患者，是位女性，她出現了嚴重的腹部鬆弛現象，還伴有氣短乏力，膚色、唇色偏白，是典型的白胖胖類型。

我給她用了「1+3」減肥法進行綜合調理，一個月後，她欣喜地告訴我，腹部的肌肉和皮膚比之前變緊致了，而且體重也降了三公斤左右。

透過以上這些介紹，我希望大家對減肥有一個正確的態度。**減肥是一個綜合調理的過程，不要急於求成，也不要片面追求減下來的公斤數；不能只看數字的變化，更重要的是看人的變化。**

用我為你推薦的方法減肥，有可能體重變化不大，卻會被周圍的人說你瘦了很多，這是因為脂肪分布正常了，代謝正常了，體脂率正常了，就會看起來比較瘦，看起來比之前美，這才是減重的意義。

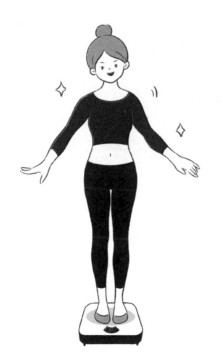

用對了減肥方法，
會讓整個人的狀態
煥然一新

Part 4

三種胖胖：
白胖胖、黃胖胖和黑胖胖

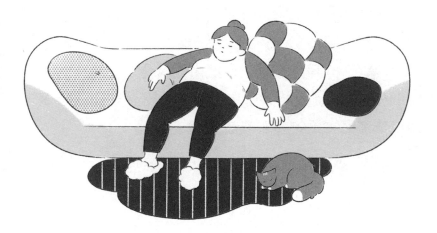

在門診，我見過許多苦於肥胖來尋求幫助的朋友，隨著經手的病例越來越多，我總結了一種簡便而獨特的董氏肥胖分類法：白胖胖、黃胖胖和黑胖胖。

這個分類簡單明瞭，容易理解，而且基本上涵蓋了大部分的肥胖類型。朋友們可以對號入座，看看自己屬於其中哪一類型的肥胖。

這三種胖胖形成的根源都是「本虛標實」，只是從表現上有寒氣、濕氣、血瘀的側重點不同。

「本虛」是因為飲食不注意、生活不規律等各種原因導致陽虛（脾腎陽虛），時間久了會引發多個臟腑都虛。在「本虛」階段，很多人可能身體沒什麼大的感覺，往往不會在意，隨著時間推移，「標實」就產生了（主要體現在多痰多濕，也可見源於痰濕而發展為痰瘀或血瘀）。

總之，肥胖的主要衍變規律為：飲食、作息、情緒不正常→陽氣虧虛→痰濕內生→痰濕生變（或兼發痰瘀，或兼發血瘀等），主要病變部位在脾腎和肌膚，病理關鍵構成為痰濕。

在調理時，要針對肥胖形成衍變鏈的各個環節採取阻斷措施，從根本上改善痰濁內生的病理基礎，杜絕肥胖化生之源。

「白胖胖」、「黑胖胖」、「黃胖胖」都是由陽虛產生的，但病理原因不一樣。同時這些情況也會轉化，比如，白胖胖時間久了會發展為黃胖胖，甚至黑胖胖。黑胖胖通常屬於比較嚴重的一類胖胖，常常伴有體內的內分泌紊亂，容易發生胰島素抵抗、性荷爾蒙異常等。

飲食、作息不正常 → 陽氣虧虛 → 痰濕內生 → 痰濕生變 或兼發痰瘀、或兼發血瘀等

你是白胖胖嗎？

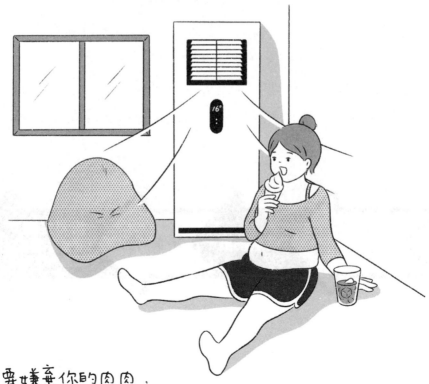

不要嫌棄你的肉肉，
它們是覺得你的身體太寒了，
過來保護你的

白胖胖的特點就是看起來偏白，唇色白，沒有血色。膚色白，沒有光澤。

我遇過很多肥胖的人，有的人平時特別注意飲食，吃得很少，但逢年過節回來整個人就像被吹了氣一樣，胖得不得了，讓人驚訝他到底是吃了多少……

他們也會抱怨：「其實我什麼也沒吃，喝水都長肉！」這就是典型的白胖胖。

✿ 白胖胖形成的原因：陽虛

白胖胖的肥胖是陽虛導致的，陽虛會讓體內生寒，所以才造成了肥胖。

體寒與陽虛的關係極其密切。陽虛可以表現為體寒，體寒容易進一步傷陽氣，而白胖胖是典型的虛（脾腎兩虛）胖。

人體的脂肪有一個非常重要的功能，就是保暖。當你吃了一些寒涼的食物，或是長期處於溫度低的地方時，身體就會開始長脂肪，這是為了給身體保暖。例如北極熊的身體就有厚厚的脂肪，因為牠生活在比較寒冷的地方。

也就是說，當我們的身體覺得冷了，就會長脂肪來保暖。現在

有很多女性，別的地方不是特別胖，但她的腹部和大腿比較容易堆積脂肪，這就是宮寒造成的。如果小腹突出，表示她的子宮非常寒，所以這裡會堆積很厚的脂肪來保暖。

中醫認為「寒為陰邪，易傷陽氣」，我們體內的寒氣一多，自身的陽氣就會受到損傷。最先受損的就是「脾陽」，「脾陽」是幫助我們消化的主力軍。大家想想，如果主力軍受損了，我們天天吃那麼多東西，廢物都蓄積在體內，身體怎麼能好呢？只能越來越胖啊！

導致體寒的常見原因

❶ 先天因素

先天因素包括在孕期的媽媽食用過多寒涼食物，或者胎兒早產等。

❷ 大量使用抗生素

在中醫看來，凡是苦的東西一般都是寒的。吃過消炎藥的人都有體會，消炎藥都是苦的。所以大量使用抗生素會造成體寒，陽氣不足，非常傷脾胃。

❸ 喜歡吃瀉火藥

有很多人有點便祕或者口腔潰瘍，就喜歡吃瀉火藥，其實大多數時候都用錯了。瀉火藥只針對少數的實熱證，千萬不要隨便亂吃，否則會傷了陽氣，形成寒性體質。

❹ 很少曬太陽

現在的人都喜歡待在室內，不喜歡戶外運動，殊不知，太陽高照的時候，特別是夏天（但不要中午正熱的時候出去大量運動），如果能有定量的戶外活動，是非常好的補陽驅寒的方法。

❺ 從事的工作比較緊張，壓力大

工作占據了我們平常生活的大部分時間，如果工作環境緊張，造成情緒波動大，精神不放鬆，會耗傷陽氣，造成陽虛體寒的體質。

我在臨床中發現一個現象，**長期不運動，不在室外活動，不適當曬太陽的人，往往都會有陽虛體寒的現象。**

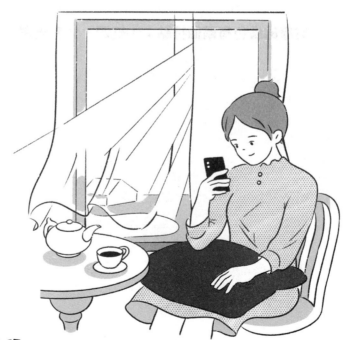

經常待在家
玩手機，不出門，
體寒自然就找上門來了

✿ 白胖胖的特徵

① 膚色偏白，缺少光澤

「白胖胖」，大家單純從字面上的意思，很容易理解為「白」＋「胖」的組合。的確，我們好像都對這類人有種「白胖白胖」的既定印象，還會覺得這樣形容挺可愛的。然而，被我歸入「白胖胖」的人，膚色方面雖然偏白，但是這個「白」缺少光澤，有些是偏於虛弱病態的蒼白感。假如是女孩子，如果她沒有化妝，可以明顯看出她的唇色也是發白的，整體顯得氣色差，而不是大家印象中討喜的唇紅齒白的胖娃娃形象。

健康的膚色有兩個特點：①紅潤、②有光澤

「紅潤」有賴於皮膚血液循環好，也就是中醫說的血足。「光澤」就是氣足的表現，一個氣足的人，臉部光澤度就好。所以，有時候看一個人健不健康，看光澤度比看顏色更重要。

白胖胖因為體寒，導致氣血凝滯，沒有辦法順利輸送到肌膚表面，造成皮膚沒有血色，缺乏光澤。

需要強調的是，白胖胖中的「白」的概念，是與「黑」相對而提出來的，指的是偏白或偏黃這類淺淡的膚色，並不是特指「白皮膚」。畢竟我們是黃種人，天生膚色白皙的人還是相對較少的。

② 精氣神差，睡眠品質差

　　白胖胖的另一個十分明顯的特徵是精氣神差，講通俗點就是日常生活中比較「懶」：一是不愛主動說話，即便別人提問，也不愛回答，多說兩句就覺得累。二是懶得動彈，覺得多一事不如少一事，能不動則不動。還特別容易覺得疲乏，無論做什麼事情都是一副有氣無力的樣子，如出去逛街，還沒走半條街就累了，平時也是站沒站相，坐沒坐樣，總是要倚著、靠著尋個支撐。

　　原因是當體內有寒的時候，寒氣會阻礙身體內各個臟腑功能的正常運轉，就像機器沒有油，沒有辦法運轉，或者運轉很慢，人自然看起來就沒精神。白天沒精神，容易疲乏、恍神等，晚上睡覺的品質還不好，雖然是睡著了，但沒有辦法補充消耗的精力，醒來還是疲倦的。

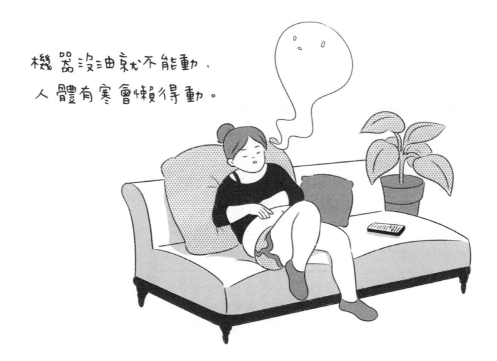

機器沒油就不能動，
人體有寒會懶得動。

在生活中多多留心觀察，你就會發現，陽氣足的人一眼就能看出不一樣，神清氣爽，姿態挺拔，聊天都很活躍，而白胖胖則恰恰相反。

③ 容易出現水腫

體寒的人還容易出現水腫，這也是白胖胖比較明顯的表現。體內的熱能在排濕中扮演著重要的動力角色，熱量不足則動力不足，濕氣在體內積聚就會引起水腫。

我們早上起來，可以觀察一下自己的眼皮和小腿的皮膚有沒有緊繃感和十分明顯的腫脹，如果有則表示水腫了。

不過，有的人晚上八、九點以後飲水過多，又沒有半夜起來上廁所的習慣，第二天也會出現比較明顯的水腫。這需要大家根據自己的生活習慣去判斷，不要盲目對號入座。

④ 容易出現腹脹、大便不成形

另外，白胖胖吃東西容易出現腹脹的情況或大便不成形。

體寒容易影響消化功能。從中醫角度講，「胃喜溫不喜涼」，如果體內寒氣過重，則會影響脾胃的正常運化功能，吃進去的東西不能被完全消化吸收，大部分都「頑固」地囤積下來，所以白胖胖會覺得可能吃得並不多，但肚子依然脹很久。這也直接導致了排便問題，食物沒有被消化吸收，而且本身氣虛難以固攝，大便就會出現滑脫和不成形。

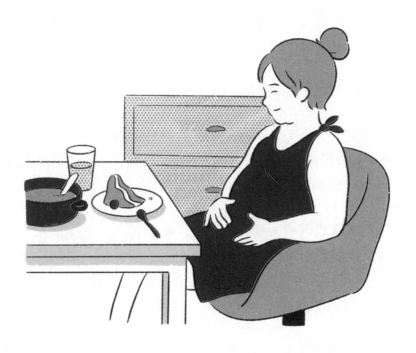

吃得不多，肚子卻大得如懷胎三個月？
其實你不是胖，你是虛。

⑤ 白胖胖腰部以上怕熱，腰部以下是涼的

看到這裡，也許有人就要提出新的疑問，為什麼身體內部這麼寒，我還覺得熱或者很怕熱呢？怎麼還很喜歡吃霜淇淋或者喝冷飲呢？

這是一個十分常見的錯誤行為，很多人都犯過。

白胖胖怕熱，並不是因為真的自身體熱而覺得熱，反而是因為體內過寒，導致體內、體外的溫差大，所以一般人不覺得熱的溫度，對於他們來說會有些難以忍受。

我舉個簡單的例子，夏天我們在冷氣房待久了，突然走出去，第一反應是外面熱浪滾滾，熱氣撲面而來。反而是一直待在室外環境的人，已經習慣了這個溫度，體內的體溫調節逐漸平衡了內外溫差，所以不會覺得太熱。

冷氣房內外的溫差，可以類比人體內外的體感差異，這種差異會讓你更容易比別人感覺到熱，表現出對溫度升高的敏感度，誤以為自己怕熱，一旦覺得熱了，就想辦法降溫解暑。但是，實際上你已經進入了一個無解的惡性循環中：貪涼加重了體內的寒，寒氣積聚，回饋給身體錯誤的信號，身體就會增加脂肪來加強保暖，你就會不知不覺地長胖。

總結來說，白胖胖是腰部以上怕熱，腰部以下是涼的。我們已經瞭解了這個惡性循環，判斷方法就簡單許多。**用手摸摸自己的小**

腹，正常體質的人肚子是暖暖的，腦袋是涼涼的。白胖胖正好相反，他們的小腹寒涼，腦袋會發熱。

✿ 是不是白胖胖，看看舌頭就知道

你可以對著鏡子觀察自己的舌象，或是採取替舌頭拍照的方式，需要注意伸舌時放鬆自然、光線充足這兩點，以免造成太大的誤差。

白胖胖的舌象主要有三個特點。

一是胖大舌。
這種舌要比正常舌頭寬大而厚，伸出來時會與唇同寬。

二是齒痕舌。
齒痕舌大多是以胖大舌為基礎，舌頭伸出來寬而厚，導致舌體的兩側邊緣受牙齒壓迫，留下明顯的齒印。

三是舌苔白膩。
先分辨舌苔的顏色，這時候要注意自己之前有沒有吃過易於染色的食物，如桑椹。我們需要觀察自然狀態下的舌苔顏色，白胖胖的舌苔是白色的，舌苔質地通常是膩苔，薄厚不定，覆在舌面上。

✿ 白胖胖常見的體型：蘋果型、全身胖

白胖胖的體型大部分都是腹部肥胖的蘋果型身材，這是為什麼呢？

這就要引出導致肥胖的另一個關鍵因素：寒。我在臨床遇到的許多肥胖的女性，全身整體來看很勻稱，最多是微胖的程度，但是唯獨腹部，脂肪嚴重堆積，突出明顯，這就是宮寒造成的。

脂肪是人體不可或缺的一部分，它除了有供給和儲藏能量的重大使命，還要負責保暖禦寒。

立秋有個習俗叫「貼秋膘」（註：吃肉補充營養），秋風一起，食慾與溫度就呈現出截然相反的變化，所以冬天大多數人都會發現自己胖了。從這個例子舉一反三來看宮寒導致的肥胖，就比較容易理解了。

白胖胖的寒氣集中在中下焦，即肚臍及以下的小腹，我們常常會覺得腹處由內而外的發涼，長期下來，身體的自我調節機制覺得腹部太冷了，就要長出或者堆積大量脂肪來取暖保溫，所以最終腹部的脂肪十分突出。

通常，白胖胖的常見體型為蘋果型、全身胖。

1 蘋果型

　　肚子大（蘋果型身材）形成的原因，是體寒比較嚴重。這種人通常陽氣不足，女性還伴有宮寒、內分泌失調、月經不調等問題。男性通常伴有代謝症候群，血脂、血壓、血糖容易升高。這類肥胖大多與不良的飲食習慣有關。

　　此外還受到荷爾蒙的影響，雄性荷爾蒙會讓大量脂肪在腹部囤積，另外女性進入更年期後，荷爾蒙紊亂，也會促進脂肪堆積，久而久之便形成了肚子大的蘋果型身材。

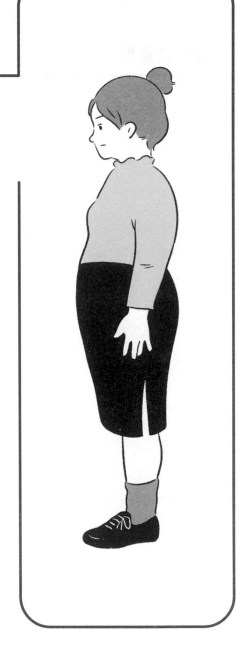

2 全身胖

全身上下都很胖的人，幾乎沒有腰部曲線，有的壯胖，肉緊實。有的虛胖，肉鬆弛。

全身肥胖的人，通常是先體虛，脾胃功能失調，代謝下降，累積了過量的脂肪形成全身性肥胖。這類人會比同齡人顯得成熟，比同齡人顯老。

有些人由於遺傳因素所致，有些人則由於後天暴飲暴食，吃高脂、高熱量的食物及垃圾食品，加上運動少，作息不規律，造成陽虛體寒體質，導致脂肪大量堆積在全身。

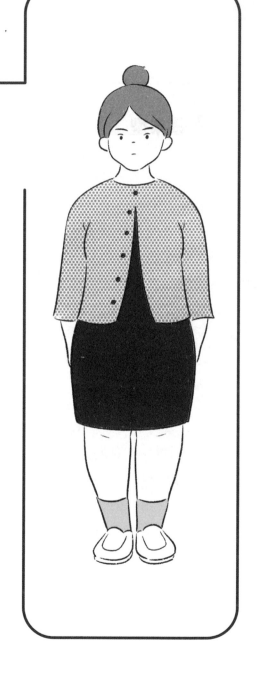

白胖胖自測表

想知道自己是不是白胖胖，可以對照下方表格來自測一下。

☐	你的皮膚沒有光澤，沒有血色，偏白嗎？
☐	你的精神比較差，懶得說話嗎？
☐	你睡覺醒來會有眼睛腫的現象嗎？
☐	你會感覺腹脹、消化不良嗎？
☐	你的胃脘部及手腳發涼嗎？
☐	你吃完涼的東西，容易腹瀉（拉肚子）嗎？
☐	你的腰部及其以下摸著發涼嗎？

※ 超過五項，而且症狀很明顯，就可以證明你是白胖胖啦！

✿ 白胖胖的調理方法

① 服用清朝減肥名方「火土兩培丹加減」

我之前在電視臺做一檔養生節目時，有一位長相非常可愛的美女嘉賓告訴我，她就是肚子摸上去涼涼的，生理期還會痛經。她的身高是 160 公分，體重是 79 公斤，臉部及後背容易出汗，容易疲乏，懶得動，有時候還腰痛，大便不成形，舌象是胖大舌。

透過症狀分析，她屬於白胖胖的類型，一派虛象。

白胖胖的朋友想要減肥，溫陽祛寒是很重要的。

身體的陽氣充足了，全身的氣血循環起來，營養物質得以吸收，垃圾廢物排出體外，身體各部位的功能就都好起來了。後來，透過我給她開的方子調理，兩個月她就瘦了 15 公斤。我給她開的方子就是在著名的火土兩培丹上加減的。

火土兩培丹是清朝的醫家陳士鐸創立的專門用於減肥的一個方子。**陳士鐸在《石室祕錄》裡明確提出「肥人多痰，乃氣虛也。」他指出，胖人的濕氣多因爲陽虛有寒，所以治療上要溫陽補氣。**

這個火土兩培丹就是專門為補腎、健脾而設立的減肥方，可以從根本上讓體內多餘的水分代謝掉，調節體質，從而實現減肥的目的。

此方中的人參、白朮是補氣佳品；茯苓、薏仁可以祛濕；芡實、熟地、山茱萸、北五味、杜仲、益智仁，可補肝腎；砂仁、白芥子、橘紅則溫陽化氣。

　　此方中最妙的是用了肉桂，肉桂是一味熱藥，可以補命門心包之火。中醫認為，「心包之火足，自能開胃以祛痰；命門之火足，始能健脾以祛濕。」在此方中，肉桂發揮其宣通的作用，讓水濕無處聚集，自然能瘦身減脂。

火土兩培丹加減

材料
人參 15 克、白朮 30 克、茯苓 10 克、薏仁 30 克、芡實 30 克、熟地 30 克、山茱萸 12 克、北五味子 5 克、杜仲 15 克、肉桂 10 克、砂仁 6 克、益智仁 5 克、白芥子 15 克、橘紅 5 克

用法
以水煎服，砂仁後下。每日 2 次，每次 150 毫升。

---

② 按揉氣海、關元、足三里

有一天我出門診，來了一位四十多歲的大姐，我問她哪裡不舒服。

她告訴我：「董醫師，你看我這張臉，也不知道從什麼時候開始，每天都腫得像個大饅頭，我自己都覺得我的眼睛就剩一條縫了。你看我這手，手指肚都是脹脹的。」

我發現她的腳面也腫腫的，九月份穿的船形鞋都把腳面勒出一道印記，而且整體看上去身高大約在 160 公分，體重在 65~70 公斤，四肢不胖，但是肚子圓圓的，舌頭胖大還有齒痕。

她描述自己整天懶得動，上個樓都得歇一歇，易出汗，話說多了都上不來氣，睡眠也不好，吃得不多但好像喝涼水都長肉，想透過中醫的方法改善現在的症狀。

她也是典型的白胖胖，陽虛體質，體內有寒，代謝無力當然喝涼水都會胖。我在前面提到了白胖胖想要減肥，溫陽祛寒加補氣是很重要的。

因此，我給她開了幾服藥，又推薦了幾個祛寒補氣的要穴，讓她回去持續按揉。

❶ 足三里穴

取穴方法

　　找到膝眼的凹陷處，四個手指併攏，將食指放在膝眼處，小指對應的地方就是足三里。或將大拇指與四指垂直，四指豎直，大拇指放在髕骨的上外緣，中指對應的地方就是足三里。

按摩方法

　　點按足三里穴會有很明顯的酸脹感，當有了這種感覺再揉，一次點揉 30 圈，重複 5 次為一遍，每天按摩三遍。按摩結束，會感覺到局部發脹，雙腿輕鬆。

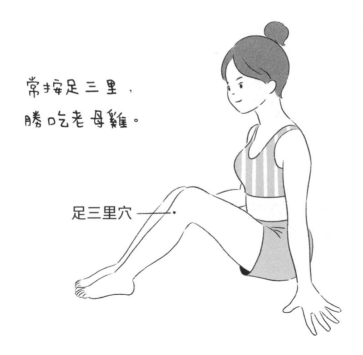

常按足三里，
勝吃老母雞。

足三里穴 ————·

❷ 氣海穴

取穴方法

氣海穴位於肚臍正下方。把食指和中指併攏，橫行放在臍下，中指下緣與臍下正中線交叉的位置就是氣海穴。

按摩方法

用我們的食指和中指的指腹，點按在氣海穴上，順時針方向點揉，不要摩擦皮膚。每次 3 分鐘，每天按摩 3 次，就能有很好的補氣作用。

❸ 關元穴

取穴方法

關元穴也在肚臍正下方，位於氣海穴下兩指的位置。朋友們可將四指併攏放於臍下，小拇指下緣與臍下正中線的交點即為關元穴。

按摩方法

可用點揉氣海穴的方法點揉關元穴。或躺著時，雙手的四指疊加，同時按揉氣海與關元兩個穴位。每次 3 分鐘，每天按摩 3 次。

按摩關元、氣海穴可以補中益氣，再配以足三里穴，三穴相輔相成可以發揮調理脾胃、補中益氣、扶正祛邪的作用，對白胖胖尤其適用。

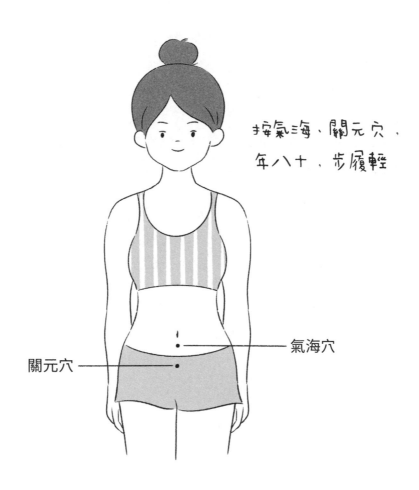

按氣海、關元穴，
年八十，步履輕

關元穴 ——

—— 氣海穴

③ 喝補氣減脂代茶飲

2019 年夏天，我在杭州一個國際會議上講課，講到體寒不僅會造成肥胖，而且會造成情緒憂鬱等症狀。

臺下有一位美國華僑聽了我講的內容，他覺得這些症狀跟他妻子很像，於是在妻子回國後，兩人專程坐飛機來找我。我看過他妻子後，首先覺得她的氣色不太好，臉色偏白，缺乏血色，有色斑。他妻子身高 162 公分，體重 80 公斤，腹部及大腿脂肪較多，腰膝酸軟，夜尿多。其次，她說自己平時情緒不太好，容易悲觀消極，脈象是脈沉無力，舌象胖大。

我給她辨證屬於白胖胖，需要溫陽化氣，但是國外煎煮中藥不方便，我就推薦給她一款代茶飲。她拿回去喝了一個月，感覺精神大好，體重瘦了將近 5 公斤，情緒不再那麼低落了。

我把具體的方子推薦給大家。需要注意的是，如果身體沒有氣虛的症狀，則不能隨便服用此方，否則容易導致胸悶等氣機壅滯的症狀。飲用前可先看舌頭，舌苔越白越適合。如果是紅舌頭，飲用後容易上火。如果不會看，可以找專業的中醫幫忙判斷。

黃耆，是臨床補氣最常用的一味中藥，孕婦也能喝，可以補氣、消腫，提高體內代謝和轉化。

白朮，可以健脾益氣，燥濕利水，消水腫。

茯苓，是長在松樹根上的，《本草綱目》記載茯苓有松的神靈之氣，伏結而成，所以也叫茯神。此藥一直被慈禧太后所鍾愛，慈禧太后一生用過很多養生的中藥方劑，據統計，出現頻率最多的是茯苓。它屬於祛濕藥，具有利水滲濕、健脾胃、寧心神的功效，對肥胖、失眠等均有一定功效。

肉桂，藥性大熱。《神農本草經》記載：「味辛，溫。主百病，養精神，和顏色，為諸藥先聘通使，久服輕身不老，面生光華，媚好常如童子。」就是說肉桂有改善氣血臉色，並讓人精神十足、身輕如燕的功效。

砂仁，非常適合體寒的人。傳說很久以前，廣東陽春市發生了牛瘟，耕牛一頭一頭地病死。唯有蟠龍附近的耕牛，頭頭健壯力強。牧童紛紛說：「這兒生長一種結果實的草，牛很喜歡吃。」老農摘下幾粒果實，放入口中嚼之，一股帶有香、甜、酸、苦、辣的氣味衝入脾胃，感到十分舒暢。這就是陽春砂仁的由來。砂仁一直以來是宮廷養生佳品，治療胃寒有奇效，如果有體寒的人，就算聞一聞砂仁，也會頓時覺得神清氣爽，腸胃舒適。

補氣減脂代茶飲

材料
黃耆 6 克、白朮 10 克、茯苓 6 克、肉桂 10 克、砂仁 3 克
用法
置於砂鍋內，加開水 400 克，蓋子蓋緊，煮半小時，砂仁在出鍋前 5 分鐘放入，倒出飲用，溫服。或者以開水沖泡，代茶飲用即可。每日 2~3 次。

④ 用溫陽散寒泡腳方泡腳

遇到不願意喝湯藥，也不願意花太多時間來做穴位按摩的患者，我會給她們推薦一個非常好用的祛寒泡腳方：溫陽散寒泡腳方。此方不僅可以減肥，還有利於脾胃消化功能的健康，對精神、氣色都有很好的改善作用。

方中的乾薑是由生薑曬乾之後製成，是治療脾胃虛寒的常用藥。

我曾經有一位患者，24 歲，是知名的音樂製作人。他有一個比較麻煩的問題，就是一直胃寒，症狀是消化不良，吃完東西之後容易胃脹，容易吐。他的父親是一位西醫師，給兒子治療了兩年卻沒有什麼好轉，於是來看我這個中醫。我一看他的舌象非常白，舌質比較嫩，手腳冰涼，手指甲顏色也白，給他辨證是脾胃虛寒，陽氣不足。在給他針灸的同時還配合了湯藥，而這個方子只有一味藥，那就是乾薑！

我讓他用 10 克乾薑泡水喝，每天只要想喝水就喝乾薑水。半個月後，他的症狀明顯好轉，又經過幾個月的鞏固，身體大致恢復正常了。所以，只要辨證準確了，用非常普通的方法就可以治大病。

透骨草，也是溫性的藥，不僅可以祛寒，還可以通達全身筋骨，一般我會建議患者泡腳的時候用一些，可以幫助筋骨血液流通。透骨草也有非常傳奇的來歷。秦朝末年，劉邦、項羽對陣決戰。劉邦逃走時，跌落山崖，扭傷了腰腿，無法動彈。幸好有樵夫路過，樵

夫告訴他：「我去採一味藥給你治病。」最終劉邦用這味藥恢復了健康，後來封賞了樵夫，並問：「你給我用的草藥叫什麼名字？」樵夫說：「鄉野之人只知道有草，不知道其名。」劉邦說：「我敷用的時候，感覺到一股熱流穿透周身的骨頭，莫不如就把它叫作透骨草吧！」這就是透骨草的由來。

艾葉，具有溫經散寒的功效，所以辨證屬於白胖胖的人均可使用。花椒，除了是調味料，也是一種中藥材，用於泡腳可以祛濕，有利於減肥。

這幾味藥加在一起，持續泡一段時間，對身體很有好處。對於有陽虛體寒的白胖胖，能從根本上緩解陽虛症狀，幫助減肥。

溫陽散寒泡腳方

材料
乾薑 30 克、透骨草 30 克、艾葉 15 克、花椒 5 克

用法
將此方煎煮 15~20 分鐘後（也可以將上述藥材打成粉裝到紗布袋裡煮水），倒入盆內，藥液淹過腳踝為宜。浸泡時間不宜過長，同時溫度不宜過高，身體微微出汗即可。一服浸泡方可以用兩天，每週泡 2~3 次，每次泡 15~20 分鐘，持續泡，效果才會好。

小叮嚀
大便乾燥祕結的人不宜使用；有嚴重心臟病、糖尿病的人，不宜用過熱的水溫長期泡腳。

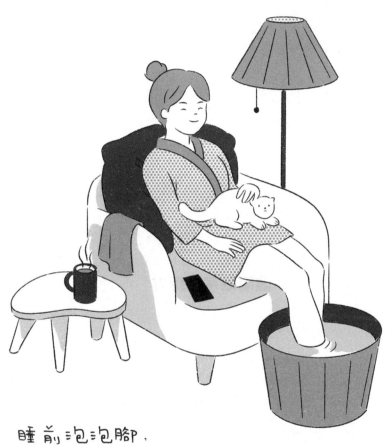

睡前泡泡腳,
氣色好,肉不找

✿ 適合白胖胖的經絡操

我給白胖胖推薦的經絡操，是傳統功法「八段錦」中的「兩手攀足固腎腰」和「背後七顛百病消」兩式。

第一個動作能夠牽引腰背部，激發督脈氣血。督脈在中醫裡叫作「陽脈之海」，督脈一活躍，全身的陽經也就跟著活躍了，身體裡的陽氣也都有精神了。

與此同時，這個動作還能夠對腰脊部（腎區）進行摩運，從外部達到溫腎的效力。

腎是一身陽氣之本，透過這個動作能夠激發並調動全身的陽氣，去進攻「寒邪」這個敵人，達到散寒的效果，從而提高減肥效果。

第二個動作比較簡單，但是大家不要小看這個簡單的動作，它不僅在上提下顛的過程中，刺激了後背的督脈，更重要的是，它能夠在上提的過程中，引領全身陽氣彙聚至百會穴。百會穴是「三陽五會」，也就是全身陽經彙聚的地方，它能夠引領一身陽氣，就跟中控室一樣，能夠指揮調動兵力。陽氣有了主心骨，就能夠「指哪打哪」，寒邪也就無所遁形了。

兩手攀足固腎腰

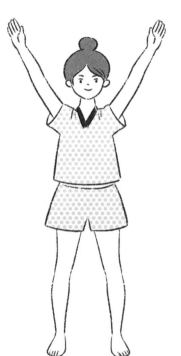
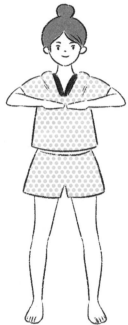
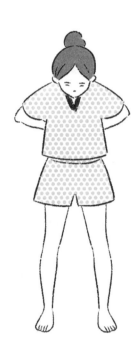

① 自然站立，雙腿打開，與肩同寬。同時兩掌指尖向前，兩臂上舉至頭頂。

② 雙臂曲肘，兩掌下按於胸前，掌心朝下，指尖相對，稍微停頓。

③ 翻轉掌心向上，順勢將兩掌繞胸部至背部。

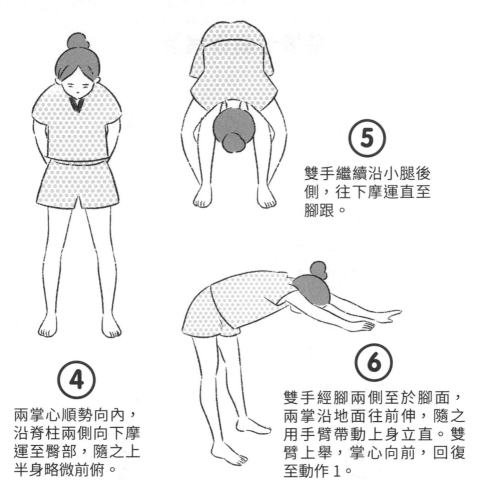

⑤ 雙手繼續沿小腿後側，往下摩運直至腳跟。

④ 兩掌心順勢向內，沿脊柱兩側向下摩運至臀部，隨之上半身略微前俯。

⑥ 雙手經腳兩側至於腳面，兩掌沿地面往前伸，隨之用手臂帶動上身立直。雙臂上舉，掌心向前，回復至動作 1。

要點

❶ 此式共做 6 次，之後兩腿膝關節微曲，兩掌向前下按置腹前，掌心向下，指尖向前，目視前方。

❷ 兩掌向下摩運時要適當用力，至足背時放鬆腰部，沉肩，兩膝伸直。

❸ 向上起身時，手臂要主動上舉，帶動上半身立直。

背後七顛百病消

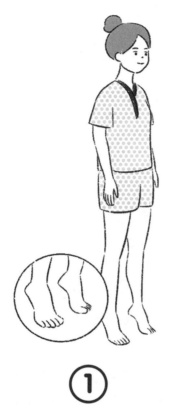

①

兩腳跟提起，頭往上頂，
稍停頓。

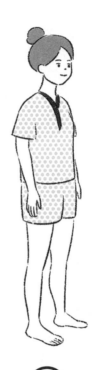

②

同時目視前方，腳跟下
落，輕震地面。

要點

❶ 一起一落為一次，共做 7 次。

❷ 上提時腳趾抓地，腳跟盡力抬起，兩腿併攏，百會穴上頂，略微
停頓。

❸ 腳跟下落時輕輕下震，同時沉肩，舒臂，放鬆。

✿ 給白胖胖的一日三餐食譜

標準體重 45~55 公斤者的 1200 大卡食譜

早餐	菜餚	醋溜高麗菜（高麗菜 120 克）
	蛋類	枸杞蒸蛋（雞蛋 1 顆、枸杞 5 粒）
	主食	花生雜糧漿（花生 5 克、桂圓 2 顆、血糯米 20 克、糙米 20 克磨碎破壁）
	點心	牛奶一杯（150 毫升）
午餐	菜餚	❶ 蒜泥青江菜（青江菜 80 克） ❷ 青椒炒腐竹（青椒 80 克、腐竹乾 25 克） ❸ 烏雞蟲草花湯（烏雞肉 35 克、蟲草花 50 克、黨參 5 克）
	主食	藜麥黑豆飯（白米 20 克、藜麥 20 克、黑豆 10 克）
	點心	蘋果（100 克）
晚餐	菜餚	❶ 蒜泥茼蒿（茼蒿 80 克） ❷ 紅椒炒荷蘭豆（紅椒 50 克、荷蘭豆 100 克） ❸ 三絲銀魚羹（銀魚 40 克、海鮮菇 30 克、胡蘿蔔 20 克）
	主食	燕麥小米飯（燕麥 20 克、白米 10 克、小米 10 克）

（備註：全天用油 20 克、鹽 6 克。）

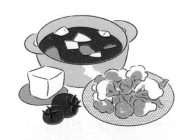

標準體重 55 ～ 60 公斤者的 1400 大卡食譜

早餐	菜餚	大白菜拌黑木耳 （白菜 80 克、水發黑木耳 50 克、核桃 10 克）
	蛋類	牡蠣蒸雞蛋（牡蠣 20 克，雞蛋 1 顆）
	主食	蒸芋頭（200 克）
	奶類	純牛奶（牛奶 150 毫升）
	點心	枸杞檸檬茶（300 毫升）（枸杞 10 粒、檸檬 20 克）
午餐	菜餚	❶香菇菜心（廣東菜心 100 克、香菇 1 朵） ❷蔥爆羊肉（大蔥 100 克、羊肉 50 克） ❸小炒豆干（青椒 50 克、豆干 50 克）
	主食	藜麥小米飯（藜麥 20 克、小米 30 克、白米 10 克）
	點心	櫻桃（150 克）
晚餐	菜餚	❶熱拌萵苣絲（萵苣 80 克、胡蘿蔔 20 克） ❷青江菜炒白菇（青江菜 100 克、白菇 20 克） ❸鯽魚絲瓜湯（鯽魚 80 克、絲瓜 100 克）
	主食	血糯米飯（白米 10 克、血糯米 20 克、黑米 20 克）

（備註：全天用油 20 克、鹽 6 克。）

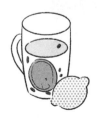

標準體重 60 ～ 70 公斤者的 1600 大卡食譜

早餐	菜餚	芥菜煮鴿子蛋（芥菜 80 克、鴿子蛋 60 克）
	主食	補氣粥（黃耆 5 克、枸杞 5 克、白米 15 克、糙米 25 克、黑豆 10 克）
	奶類	純牛奶（牛奶 250 毫升）
	點心	腰果（12 克）
午餐	菜餚	❶ 菠菜拌枸杞（菠菜 100 克、枸杞 10 粒） ❷ 番茄豆腐湯（番茄 150 克、嫩豆腐 200 克） ❸ 茭白筍炒牛肉（牛肉 80 克、茭白筍 100 克）
	主食	紅豆紫薯飯（白米 40 克、紅豆 20 克、紫薯 50 克）
	點心	草莓（300 克）
晚餐	菜餚	❶ 醬澆秋葵（秋葵 80 克、紅椒 10 克） ❷ 蒜蓉青花菜（青花菜 100 克、胡蘿蔔 20 克） ❸ 韭菜炒蛋（韭菜 80 克、雞蛋一顆）
	主食	紅棗黑米飯（白米 20 克、黑米 20 克、紅棗 10 克）

（備註：全天用油 20 克、鹽 6 克。）

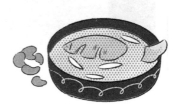

標準體重 70 ～ 80 公斤者的 1800 大卡食譜

早餐	菜餚	熱拌青花菜（青花菜 150 克、泡發黑木耳 50 克）
	蛋類	鵪鶉蛋（60 克）
	主食	南瓜饅頭（100 克）
	奶類	羊奶（250 毫升）
	點心	黨參蘋果茶（300 毫升）（黨參 10 克、陳皮 2 克、蘋果 50 克）
午餐	菜餚	❶ 蒜泥大白菜（150 克） ❷ 蒸茄子肉末（茄子 100 克、肉末 20 克）
	主食	雜蔬燜飯（白米 50 克、糙米 25 克、胡蘿蔔 20 克、火腿 25 克、青豆 25 克）
	點心	柑橘（150 克）
晚餐	菜餚	❶ 菠菜拌玉米粒（菠菜 100 克、玉米粒 20 克、核桃 15 克） ❷ 芹菜炒豆干（芹菜 150、豆干 50 克） ❸ 鹽水蝦（基圍蝦／沙蝦 100 克）
	主食	蕎麥麵條（乾蕎麥麵 65 克、番茄 150 克）

（備註：全天用油 20 克、鹽 6 克。）

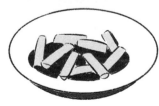

專欄 1
什麼是「氣」？

剛剛講了白胖胖的故事，說實話，大家讀過之後就會發現，核心還是陽虛、氣虛。但是大家對於氣或許還不是很瞭解，我周圍的很多朋友總會跟我說：「你們中醫什麼陰氣、陽氣、精氣的，還有什麼氣虛、氣逆啥的，根本聽不懂。」

因為「血」是大家能看到、摸到，是鮮紅、溫熱的，而「氣」是看不見也摸不著，現在我就簡單地跟大家解說一下。

中醫的氣，核心是一種構成人體和維持人體生命活動的基本物質之一。打個比方，汽車有引擎、汽油，就像人有五臟六腑、有血液，這是物質基礎，人體的五臟六腑相當於汽車的引擎，人體的血

液相當於汽油。而汽車要發動，最重要的一步，是需要打火後汽油經過燃燒所產生的能量，才能推動汽車轉動。這個汽油燃燒推動引擎的過程，就相當於身體的氣在幫助身體代謝的過程，它是一種能量的體現。所以，氣是幫助大家維持生命活動的，是一種能量！

氣還有一個特點，就是它運動不息，跟空氣一樣。中醫説的氣，是在體內的，它之所以運動不息，就是因為它要幫人體完成很多功能，例如呼吸需要肺氣的幫助，消化需要脾氣的幫助，心跳需要心氣的幫助。而且這個氣不是單一作戰，它們是一個團隊，一有困難了就一起去幫忙。

這個氣跟人一樣，也有不舒服的時候，也會偶爾發個小脾氣，它們這一折騰可好不了。如果我們今天工作累著了，晚上還沒吃好飯，就會氣虛，我們會覺得整個人非常累，回到家就往那兒一癱，不想説話，吃飯不消化，精神也萎靡不振了。如果上班氣著了，氣不順了，就成了氣機不暢，像氣逆、氣陷、氣滯都屬於這種，我們肯定也跟著生氣上火、頭暈腦脹的，哪裡都不得勁。

因此，中醫的氣是很奇妙的，大家要多多瞭解啊！

　　白胖胖裡還有一類相關性肥胖，在臨床中很常見，卻經常容易被忽視，其實病因也是陽虛體寒引起的——陽虛容易肝鬱，從而導致肥胖。

　　我們發現，臨床很多有憂鬱傾向的人容易肥胖，這類人往往也是因為體內陽氣不足，導致生命沒有活力，容易鬱悶、焦慮。中醫認為，腎是水，肝是木，水是生木的，肝由腎所生，腎陽不足容易導致肝氣鬱結（愛生氣）。**而經常生氣，會導致消化功能下降，從而形成濕氣，最終導致肥胖。**

　　有人會問：消化功能下降，不是應該變瘦嗎？怎麼會變胖呢？

　　這就是中醫的絕妙之處，同樣的病因卻會導致不同的症狀發生。比如，同樣是脾胃功能差，有些人可能會便祕，有些人則會腹瀉；有些人會肥胖，有些人體型消瘦。很多問題的病因是一樣的，治療上叫作「異病同治」。

　　我有一個朋友，今年 39 歲，她的體重比結婚前增加了 15 公斤，原因就是她總是跟家人吵架。每次吵架，她都像火山一樣爆發，歇斯底里，需要很長的時間才能平靜下來。在沒完沒了的發怒中，她

的身體就像被充了氣一樣迅速增肥，而且這種發胖都集中在上半身，腿反而比較細。

人往往一生氣，就愛吃東西來緩解鬱悶的情緒，但是這時候脾胃功能並不好，極易造成脂肪形成，而且生的氣容易往上跑，有句話叫「怒髮衝冠」就是這個道理。

西醫有一個名詞叫「壓力型肥胖」，與這裡說的被「氣胖」很接近。

德國的研究人員曾經對一百多位青少年，進行了為期三年的追蹤調查，結果表明青少年情緒失控會造成體重增加。

情緒和體重看似風馬牛不相及，實則不然，中醫認為「怒傷肝」，人一生氣，肝氣就很旺盛。比方說，生氣的表現首先是胸口血流加速，說話聲音變大。這是為什麼？因為肝火燒起來了，只有透過怒吼或摔東西這些激烈的粗暴行為，才能將胸中這股悶氣給噴出來。

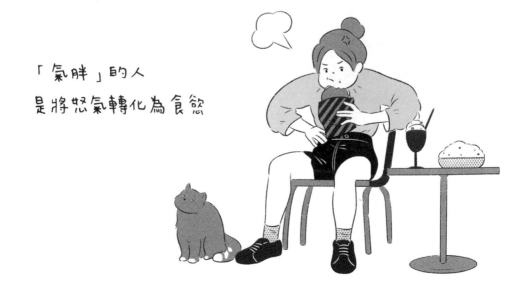

「氣胖」的人
是將怒氣轉化為食慾

當肝氣過急，就會導致脾胃功能損傷。這時候吃下去的食物很難消化，會成為脾胃額外的負擔，變成水濕等垃圾。而且人心情不好時，總是偏愛一些口味很重的食物，比如，辛辣刺激或甜膩的食品，這些食物不好消化，都含有很高的熱量，所以生氣的時候吃東西更容易變胖。

1 被「氣胖」的人，首先要學習控制自己的情緒

　　我們在家裡或公司，面對複雜的人際關係與工作壓力、精神緊張等，難免會產生不良情緒，造成各種氣機不舒暢。這就需要我們正確看待這個問題，不要過於糾結一些事情，心態要放平和。

2 被「氣胖」的人，可以常喝解氣的玫瑰疏肝茶

玫瑰疏肝茶

材料
玫瑰花 8 克、陳皮 8 克、橘核 6 克、烏梅 3 克、麥冬 6 克

用法
①茶具可以用瓷器、陶器，也可以用玻璃茶具。
②將水燒開，用開水沖泡代茶飲，宜熱飲。

小叮嚀
玫瑰花有瀉下的功用，若飲用後有腹瀉的症狀，可將玫瑰花的量減少一半。

方中的玫瑰花不僅可以疏肝解鬱，而且可以活血化瘀；陳皮性溫，可以振奮陽氣，醒脾祛濕；橘核能讓氣散開；烏梅酸，專門入肝；麥冬是微甘甜的。這道茶口味酸甜，可以讓我們的脾氣變得柔和，不那麼容易動怒。

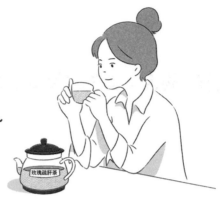

平時喝點
玫瑰疏肝茶，
心平氣和去鬱氣

3 隨時按摩解氣穴：期門、太沖、行間

　　我在臨床中發現，配合穴位按摩來調節情緒的作用，甚至比吃一些藥物更管用。我給大家推薦一些穴位，在家裡可以自己按摩。

❶ 期門穴

- **位置**：平臥位，自乳頭向下數兩個肋骨間隙，按壓有酸脹感處即是期門穴。
- **方法**：找到這個穴位之後，把拇指放在穴位上，揉按 10 分鐘左右。力度不要太重，左右兩側交替按揉。
- **功效**：期門穴是肝經的募穴，也就是肝氣彙聚之處，經常按摩，對於緩解這種壓力型肥胖，效果是比較理想的。

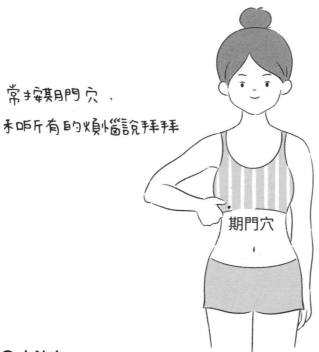

常按期門穴，
和所有的煩惱說拜拜

❷ 太沖穴

- **位置：** 足背側，第一、第二足趾蹠骨連接部位的凹陷處，就
  是太沖穴。（穴位圖見 108 頁）

  或用手指沿著足部拇趾、次趾之間的夾縫向上移壓，
  能感覺到動脈應手的位置，即是太沖穴。

- **方法：** 用拇指指腹按壓 5~8 分鐘，按壓力度可稍大，以有酸
  脹痛感為佳。若按壓時有明顯壓痛感，可以調整力度，
  以微痛為宜，循序而進。

- **功效：** 生氣時按太沖穴，效果往往立竿見影。

中醫認為，肝為「將軍之官」，主怒。人生氣之時，肝也會受到影響，太沖這個肝經的原穴便會顯現出一些信號，表現為有壓痛感等。

大腿贅肉過多的人，最好用拇指從肝經腿根部推到膝窩曲泉穴（註：大致沿大腿內側中線）100 次左右。通常推經絡會有點痛。

❸ 行間穴

- **位置：** 第一、第二腳趾中間往腳背畫一條線，線上大概兩寸的地方就是行間穴。
- **方法：** 以一手無名指或中指指尖掐按行間穴，掐按的幅度以能耐受為度，留意避免掐破皮膚。每日早中晚各一次，每次 2 ～ 3 分鐘，兩邊行間穴更替掐按。行間穴與太沖穴配合使用，對緩解肝火上逆，效果更佳。
- **功效：** 清瀉肝火，疏肝理氣，熄風潛陽。

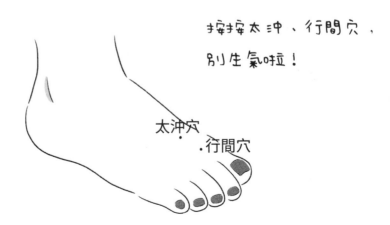

按按太沖、行間穴，別生氣啦！

太沖穴　行間穴

什麼是黃胖胖？

　　黃胖胖的主要病根在脾胃，中醫講究取類比象，將脾胃對應了長夏之季，對應了濕邪。在顏色上對應的是黃色，黃胖胖的特點之一是膚色萎黃。

　　之所以這樣劃分，是因為古代人認為黃色的東西（如玉米、馬鈴薯、山藥等）能夠補養脾胃，它們之間能夠互相對應，就像長夏的時候，我們體內的濕氣會重是同一個道理，十分奇妙——這就是黃胖胖的來源！

　　黃胖胖的臉上通常是油油的，而且仔細觀察會發現，他們的臉色都不好，看起來有點淡淡的黃色，也沒有什麼光澤，油光遮蓋了本身皮膚的光澤。而且這類人舌苔比較厚膩，小便也是黃的。

　　在三種肥胖類型中，黃胖胖是最常見的類型，因為現代社會有濕氣的人居多。

✿ 黃胖胖形成的原因：體內濕氣重

黃胖胖的肥胖是由於體內濕氣比較重所致，而濕氣重是由於消化不好導致的。

黃胖胖主要是吃得多，大家可能會想，既然吃得多，少吃點不就可以了嗎？

但是黃胖胖想節食太難了，他們堅持不下去，因為自身的食慾太旺盛了，總是管不住嘴，他們對於食物有點如饑似渴，像上癮一

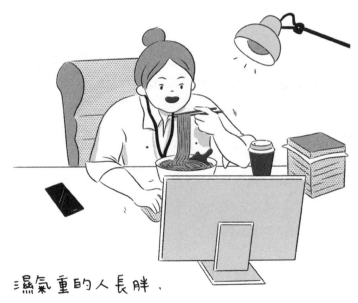

濕氣重的人長胖，
是因为他們對食物如饑似渴

樣。別人一天三餐就夠了，他們一天五餐，有時候還要再來頓宵夜，平時也是零食不離身。

其實，這是一種病態，中醫叫作「胃強脾弱」，說的就是這個人吃得特別多，但是消化不好。

黃胖胖的胃能力強，來多少吞多少，但會一直餓，別人的胃吃著吃著就滿了、飽了，黃胖胖的胃來者不拒。

但是脾在旁邊可就累得夠嗆，本身脾就不太強健，工作量還大，吃進來這麼多，天天加班，越加班越疲憊。久而久之，吃進來的東西消化不了，運化能力越來越差，體內的濕氣、垃圾排不出去，就會越來越胖。

這就好比一個老闆租了一大塊地，蓋了個食品加工廠（胃），能裝好多好多原料（食物），但是等蓋完房，資金周轉不靈了，進的機器（脾）都比較破，利用原料的效率特別低，就會造成原料都囤積在倉庫裡。

久而久之，食物都過期了，發爛發臭成了垃圾，人肯定就越來越胖了！

★ 導致濕氣產生的常見原因

1 喝太多涼水

平時喝溫水是沒有問題的，但是喝太多涼水或冰水，會導致水從體內出不去，從而留在體內形成濕。

2 吃太多甜的東西

中醫講甜是「甘」，「甘」是入脾的，吃過多甜味的東西會對脾造成負擔，傷脾生濕。所以，現在針對減肥、抗衰老有一種說法叫「控糖計畫」，也不是完全沒有道理的。

3 環境太潮濕

居住在水邊或陰暗潮濕的一樓，或從事的工作是與水長期打交道，都比較容易在體內形成濕氣。

4 五臟出問題

進入體內的水，是靠人體內臟正常運轉才能排出去的。如果一個人身體虛弱，五臟功能弱，比一般人更容易在體內形成濕氣。

5 晚上洗完頭，不乾透就睡覺

　　人在睡覺的時候陽氣入裡，身體表面沒有了陽氣的保護，此時如果皮膚上還有水濕，就非常容易深入到體內去，而且很難清除。

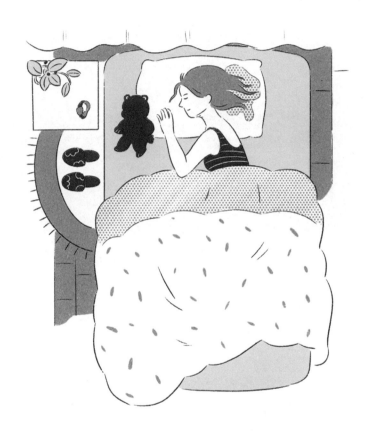

洗完頭不吹乾就睡，
濕氣就會悄悄溜進身體裡

同樣是體內有濕氣，但留在體內的濕氣不同，祛濕的方法也不同。我們將黃胖胖的濕分為三種：痰濕、濕熱、寒濕。其中痰濕是基礎，如果濕加上寒就是寒濕，如果加上熱就變成濕熱，我們在調理時要學會辨證。

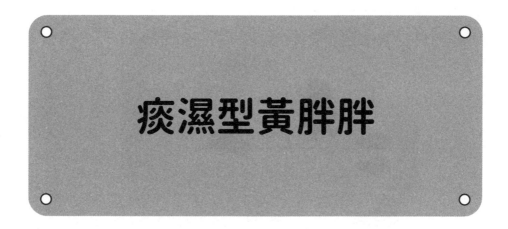

痰濕型黃胖胖

✿ 特徵

在濕的分類中，痰濕是最為常見的，也是基礎。

體內有痰濕的人有時候會消化不良，甚至出現噁心感。有這種濕氣的人，有的是胃強脾弱，胃口極好；還有一部分人會自己控制飲食，但喝涼水都胖。如果一個人經常有這種無緣無故的噁心感就要注意，可能是體內的痰濕太多了。

✱ 體內有痰濕的表現

根據濕氣聚集的部位不同，痰濕體質的人會出現以下症狀。

1 體型肥胖，頭腦昏沉，嗜睡，頭重如裹

如果濕氣滯留在頭臉部，濕氣阻礙氣血運行，則容易導致油水不平衡，造成頭臉部油膩，而且有「頭重如裹」的感覺，即頭被一塊濕布纏住的感覺，有人還可能出現眩暈。男性還容易脫髮，我們說的「中年油膩男」其實是由於體內有痰濕造成的，看起來不清爽，身體還沉重。

我們發現有一些人，大家坐在一起聊天，或者一起開會，他不知不覺就睡著了。還有的人，開車會睡著！我曾經遇到一個患者就是這樣，她開著車竟然睡著了，撞到前面的車，還好當時車速比較慢，沒有發生重大的事故。所以，痰濕重、特別容易犯睏的人，千萬不要開車或者從事一些需要高度集中精力的事情。

2 四肢沉重

如果濕氣滯留在四肢肌肉，則會感覺四肢沉重，不想動。可以想像一下，你的身體裡面長期存在這種泥漿髒水，你做什麼事都背著一桶水，能不沉重嗎？而且這種沉重還會給心臟造成負擔。

3 胸悶，氣短乏力

如果痰濕聚集在胸肋部，則阻礙身體內部氣機，會出現胸悶脅脹或氣短的現象。

我在臨床上遇見很多肥胖伴有氣短的人，這種氣短吃補氣藥是不行的，越吃越覺得胸悶氣短。這種人的氣短，是由於濕氣阻礙氣機運行了，所以用化濕的方法才管用。

4 女性白帶異常、月經不調或不孕症等，男性前列腺疾病等

如果痰濕在下焦，則容易引發泌尿生殖系統疾病，女性出現白帶量多、渾濁，月經週期不正常等，而男性容易出現前列腺肥大、增生，排尿不暢等症狀。

5 舌頭胖大，舌苔厚

舌頭通常有點胖大。舌苔比較厚，呈顆粒狀，顏色不算紫，有的表現為淡紅色，主要就是舌苔偏厚膩。

大家可以自己對照一下，如果體內存在痰濕，就可能有這些表現。

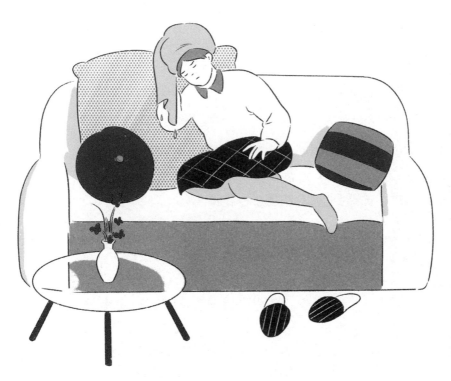

濕氣走，才能精神來

痰濕型黃胖胖自測表

☐	你的體型肥滿鬆軟嗎？
☐	你感到頭腦昏沉、嗜睡嗎？
☐	你皮膚油脂分泌多嗎？
☐	你感到身體沉重、不輕鬆或不爽快嗎？
☐	你感到胸悶或腹部脹滿嗎？
☐	你嘴裡有黏黏的感覺嗎？
☐	你平時痰多，特別是咽喉部總感到有痰堵著嗎？

※ 如果大家的體內存在痰濕，就可能有這些表現，
一旦有了這種信號，我們就要及時調理。

✿ 調理方法

① 喝陳皮茯苓荷葉茶

陳皮茯苓荷葉茶的藥理是什麼呢？

痰濕型黃胖胖通常脾虛且有水濕。方中的陳皮是一個燥性的藥，我們可以把它想像成一個烘乾機，可以把多餘的水濕之邪從身體中除掉，同時陳皮又有健脾的作用，很好地對應了痰濕型黃胖胖。

方中的茯苓是食物也是藥物，可以祛濕氣。因其味甘淡，淡滲利水，所以可以用於面肢浮腫及痰濕諸症。此外，它還可以健脾和胃，寧心安神。

我們在前面說過，痰濕的運化需要脾胃陽氣的作用。荷葉是一味輕清芳香的藥，芳香有醒脾的功效。同時荷葉有升發清陽的作用，一方面能激發人體的陽氣，一方面能讓水濕動起來，水濕一動起來就更容易乾。所以，荷葉也具有很好的輔助作用。

方子中的三味藥，藥性都相對平和，適合基礎性痰濕的人，對寒濕、濕熱的黃胖胖藥力不夠。

我在幾年前接診了一個痰濕型黃胖胖的患者，當時有 80 公斤。他說，他用過很多方法減肥，像節食、大量運動、吃減肥藥等，每次都是當時很快就見效，最多的一次減了將近 15 公斤，但只要不持續就立刻反彈，有時甚至比以前更胖了。

他跟我說，不是他意志力不夠，主要是這些減肥方法要麼太痛苦，要麼太花錢了，一、兩個月還可以，一年一年地堅持，是真的堅持不下去。我聽他說完，也覺得確實如此，減肥不是幾天的事情，它很需要時間。那有沒有比較人性化的方法呢？

當然有，只要知道自己屬於哪種類型的肥胖，對症治療不僅效果好，而且不痛苦，能堅持下去。

我看了一下這個患者的情況，他的舌頭很胖，而且上面有一層厚厚的舌苔。他說他口中總有黏黏的感覺，而且總感覺噁心，感覺身體沒力氣，總睡不醒。

陳皮茯苓荷葉茶

材料
陳皮 15 克、茯苓 20 克、荷葉 10 克

用法
將上述藥材打成粉，用紗布袋包好，用開水泡著喝。也可以將其放入杯中，用開水沖泡，荷葉可以後放，以減少荷葉芳香的耗散。

這個症狀就是典型的痰濕型黃胖胖的表現。我當時給他開了調理身體基礎的方子，還囑咐他平常喝這個陳皮茯苓荷葉茶。現在他是 65 公斤，而且沒再反彈了。

為什麼呢？其實，只要讓脾胃恢復運化功能，就不會產生過多的垃圾，這樣身體就慢慢恢復正常了。

② 喝茯苓薏仁水

茯苓能夠利小便，祛濕，消水腫。薏仁能夠利尿，消水腫，健脾和胃，止腹瀉。

茯苓與薏仁合用煮成的茯苓薏仁水，可以幫助身體排出多餘的濕氣，改善排尿不順暢的症狀，幫助身體消除水腫，發揮利水減重的效果。

茯苓薏仁水

材料
薏仁 50 克、白茯苓粉 30 克

用法
將薏仁洗淨，放入鍋中加適量清水煮粥。待粥熟，再加入白茯苓粉，熬煮沸即成。每日 2 次，早晚溫服。

---

③ 用二陳東加減方泡腳

　　這個泡腳方是二陳東加減方，是治療痰濕病的基礎，源自於宋代官修的《太平惠民和劑局方》，很多化痰的方劑是在其基礎上加味而成。本方名為「二陳」，是因為方中有陳皮和法半夏，這兩味藥越陳越好，所以名為「二陳」。

　　法半夏辛溫而燥，治已生之痰，又治生痰之源；陳皮亦是常用治痰之藥；茯苓健脾滲濕，使水濕從下而去；生薑解半夏的毒性，又能和胃化痰。痰濕型黃胖胖可以經常用這個方劑泡腳，能顯著減輕痰濕症狀，發揮祛濕減肥的效果。

祛濕泡腳方

材料
茯苓 30 克、法半夏 20 克、陳皮 15 克、甘草 10 克、生薑 30 克

用法
將上述藥材先浸泡 15 分鐘，然後放入 2 公升的水中煎煮至沸騰，改小火繼續熬煮 40 分鐘。過濾後的湯藥，加攝氏 40 度的熱水至淹沒小腿肚，進行足浴。

---

④ 喝冬瓜荷葉雞湯

此湯中冬瓜可以利水消腫，荷葉可以健脾減肥，少量黨參、黃耆可益氣，從而發揮健脾益氣、祛濕、減脂的作用。

冬瓜荷葉雞湯

材料

冬瓜 50 克、荷葉 10 克、黨參 6 克、黃耆 6 克、老雞 100 克、鹽少許

用法

所有食材洗淨。將老雞切成塊，以熱水汆燙。冬瓜去皮，切成塊狀。將以上食材全部放入砂鍋，注入適量清水，以小火慢煲，其間適當調味即可。

✿ 適合的經絡操

痰濕比較像泥漿水，是身體裡多餘的廢料和體內正常的水液結合而成的東西。脾胃是一個大的消化工廠，不僅能消化食物，而且能運化水濕。

給大家推薦「五禽戲」中的「熊戲」，它分為兩式：「熊掌摩運」和「熊身擺晃」。「五禽戲」這種功夫主要是以模仿五種動物的動作體態為核心，不僅如此，五禽還分別對應著身體中的五臟，而熊正好對應脾臟。

首先第一式「熊掌摩運」，透過手握空拳對腹部的上下左右四個點進行有序的擠壓按摩，來發揮對脾胃的按摩作用，從而健運脾胃。而第二式「熊身擺晃」，透過上肢及髖關節的運動來帶動下肢，從而使身體四肢肌肉進行和緩的運動。

中醫講「脾主肌肉四肢」，透過強壯四肢肌肉，同樣可以起到補益脾胃的作用。剛才也提過，脾胃是運化痰濕的核心，「熊掌摩運」和「熊身擺晃」兩式聯合起來，可以從內外兩方面助益脾胃，脾胃功能一旦強健了，體內的廢物和濕氣就都能正常運化，痰濕也就不攻自破了。

熊掌摩運

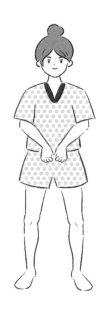

雙腿屈膝，兩掌握空拳成「熊掌」，放置於肚臍下方，拳眼相對。

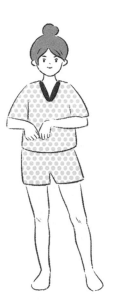

② 以腰、腹為軸，雙手沿肚臍順時針，右、上、左、下，畫一個圈。

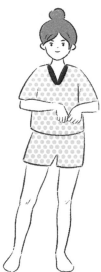

③ 然後，左、上、右、下，再畫一個圈。

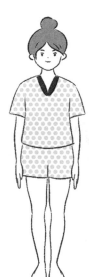

做完最後一個動作，兩拳變掌下落，自然垂於體側，兩腿併攏站立，目視前方。

熊身擺晃

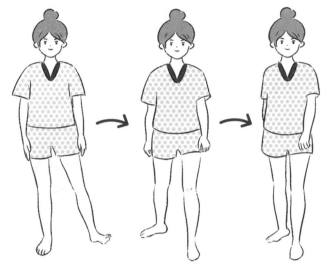

①

身體重心右移，左腳勾腳提髖。放鬆膝部，重心前移向左腿，全腳落地。雙手握拳，左拳向前，重心前移。

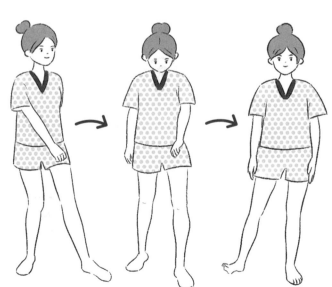

②

重心後移，右拳向前擺，左拳向後拉。再重心前移，左拳向前。接著換邊進行。右腳勾腳提髖。

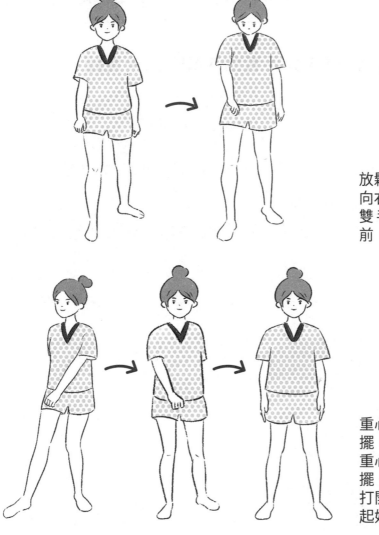

③

放鬆膝部，重心前移
向右腿，全腳落地。
雙手握拳，右拳向
前，重心前移。

④

重心後移，左拳向前
擺，右拳向後拉。再
重心前移，右拳向前
擺。腳往前移至雙腳
打開與肩同寬，回到
起始位置。

建議

痰濕型黃胖胖可以早晚練習這兩種動作各一回，每回約 10 分鐘，可以發
揮健脾祛濕的作用，有助於減肥。

✿ 給痰濕型黃胖胖的一日三餐食譜

標準體重 45~55 公斤者的 1200 大卡食譜

早餐	菜餚	花生醬澆汁油麥菜／大陸妹 （油麥菜／大陸妹 50 克、花生醬 5 克）
	蛋類	雙彩蒸蛋（雞蛋 1 個、青菜丁 10 克、胡蘿蔔丁 5 克）
	主食	薏仁雜糧漿 （薏仁 20 克、蕎麥 5 克、赤小豆 15 克、白芝麻 3 克）
	奶類	牛奶（150 毫升）
	點心	決明子茶（300 毫升）（決明子 5 克、蘋果 50 克）
午餐	菜餚	❶ 蒜泥高麗菜（高麗菜 80 克、紅椒 20 克） ❷ 清炒冬瓜（冬瓜 80 克、香菇 25 克） ❸ 洋蔥炒牛肉（洋蔥 80 克、牛肉 40 克）
	主食	赤小豆藜麥飯（赤小豆 20 克、藜麥 20 克、白米 10 克）
	點心	木瓜（100 克）
晚餐	菜餚	❶ 白芍菜心（菜心 80 克） ❷ 西芹豆干（西芹 80 克、豆干 50 克） ❸ 青花菜拌蝦仁（青花菜 80 克、蝦仁 40 克）
	主食	小米山藥飯（小米 25 克、白米 10 克、山藥 50 克）

（備註：全天用油 20 克、鹽 6 克。）

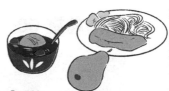

標準體重 55~60 公斤者的 1400 大卡食譜

早餐	菜餚	涼拌蘿蔔絲 （白蘿蔔絲 150 克、紅椒絲 10 克、核桃 10 克）
	蛋類	蒸雞蛋（1 顆）
	主食	玉米（200 克）
	奶類	純牛奶（150 毫升）
	點心	大麥茶（300 毫升）（苦蕎 3 克、大麥 2 克、蘋果 50 克）
午餐	菜餚	❶ 蒜泥青江菜（青江菜 100 克、豆干絲 50 克） ❷ 彩椒炒絲瓜（彩椒 50 克、絲瓜 100 克） ❸ 黑胡椒牛排（牛排 80 克、黑胡椒少許）
	主食	茄汁義大利麵（小番茄 50 克、義大利麵 65 克）
	點心	藍莓（100 克）
晚餐	菜餚	❶ 上湯娃娃菜（娃娃菜 150 克、胡蘿蔔 20 克） ❷ 熱拌三絲 　（萵苣絲 100 克、紅椒絲 20 克、杏鮑菇 30 克） ❸ 銀耳炒蛋（泡發銀耳 50 克、雞蛋一顆）
	主食	白米蕎麥飯（白米 30 克、蕎麥 20 克）

（備註：全天用油 20 克、鹽 6 克。）

標準體重 60~70 公斤者的 1600 大卡食譜

早餐	菜餚	熱拌紫高麗菜（紫高麗菜 80 克、腰果 12 克）
	蛋類	水波蛋（1 顆）
	主食	山藥粥（山藥 100 克、小米 20 克、芡實 10 克）
	奶類	純牛奶（250 毫升）
	點心	大麥茶（300 毫升）（大麥 5 克、蘋果 50 克）
午餐	菜餚	❶ 清炒白菜（白菜 100 克） ❷ 冬瓜番茄湯（冬瓜 150 克、番茄 50 克） ❸ 香菇雞塊（香菇 50 克、雞塊 100 克）
	主食	黃米赤小豆飯（黃米 35 克、白米 20 克、赤小豆 20 克）
	點心	櫻桃（150 克）
晚餐	菜餚	❶ 蒜泥生菜（生菜 100 克、玉米粒 10 克） ❷ 清炒荷蘭豆（荷蘭豆 150 克、泡發黑木耳 50 克） ❸ 鯽魚豆腐湯（鯽魚 80 克、嫩豆腐 200 克）
	主食	白米薏仁小米飯（白米 30 克、薏仁 10 克、小米 10 克）

（備註：全天用油 20 克、鹽 6 克。）

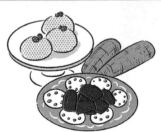

標準體重 70~80 公斤者的 1800 大卡食譜

早餐	菜餚	熱拌櫛瓜豆干絲 （櫛瓜 100 克、豆干絲 50 克、核桃仁 15 克）
	蛋類	水煮雞蛋（1 顆）
	主食	薏仁糙米粥（薏仁 25 克、糙米 10 克、白米 15 克）
	奶類	無糖優酪乳（150 毫升）
	點心	荸薺銀耳菊花茶（300 毫升） （荸薺 50 克、乾銀耳 2 克、菊花 1 克）
午餐	菜餚	❶ 蒜泥小油菜（小油菜 120 克） ❷ 萵苣炒蒜苗（萵苣 150 克、蒜苗 50 克） ❸ 蓮藕粉蒸排骨（蓮藕 150 克、排骨 50 克）
	主食	赤小豆飯（赤小豆 35 克、白米 50 克）
	點心	杏桃（200 克）
晚餐	菜餚	❶ 菠菜拌玉米粒（菠菜 100 克、玉米粒 20 克） ❷ 番茄燴冬瓜 　（番茄 100 克、冬瓜 200 克、鴻禧菇 20 克） ❸ 清蒸帶魚（帶魚 80 克、香菇 50 克，生薑、蔥少許）
	主食	雜糧饅頭（100 克）

（備註：全天用油 20 克、鹽 6 克。）

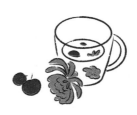

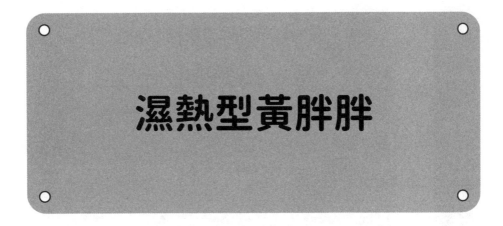

濕熱型黃胖胖

✿ 特徵

濕熱型黃胖胖，顧名思義，就是濕邪與熱邪作為兩種病理因素，在體內相搏結、糾纏在一起，阻礙了人體內正常的運化過程。

熱的產生有兩方面因素，一方面是濕，在體內存留久了，部分轉化成了熱，再與原本的濕相互膠結在一起。另一方面是胃火偏重

（多是由於經常急躁、情緒激動，或是吃了太多辛辣刺激的食物，或是有外邪侵犯了胃造成的），胃火也稱作胃熱，二者性質相同，只是程度上有差別。

★ 體內有濕熱的表現

造成濕熱型肥胖的原因有很多，比如，先天的影響、氣候變化、飲食改變等，但其中最主要的就是個人飲食過度造成的。

1 吃得特別多，難以控制自己的食慾

濕熱重的人沒有辦法節食，堅持不下去，很容易失敗，因為這類人的食慾非常旺盛，特別是吃肉食比較多。我在臨床上遇見很多肥胖患者，飲食結構出現了問題，肉吃得多，沒有肉就吃不下飯。肉食相對比較難消化，會加重胃腸道的負擔，時間久了很容易造成濕熱體質。

2 舌苔比較厚、比較黃，有口乾、口苦、口臭

濕熱型黃胖胖會胃熱，通常表現為舌苔比較厚、比較黃，有口乾、口苦、口臭的現象，特別想吃辛辣的、口味重的、涼的食物，甜食或冷飲。

因為胃火太重，胃裡有熱，導致這類族群進食量增加，進食的欲望很難自我控制，這也是由於他們自身機體功能的過分亢進造成

的。但是，人體需要食物供給的能量是固定的，那多出來的能量怎麼辦呢？就殘留在體內，轉化成脂肪，造成肥胖。

3 頭臉部油脂多，常常伴發痘痘、皮炎、濕疹等皮膚病

火熱的邪氣具有上升、發散的特性，這種邪氣沿著經脈向外、向上侵襲，因此容易出現皮膚類疾病以及口腔潰瘍等疾病。再加上濕邪的特性是黏滯，病邪殘留難除，兩者結合，使得這類皮膚病反覆發作。

皮膚油的人擦多少化妝品也不管用，
要先幫身體去油才是正道

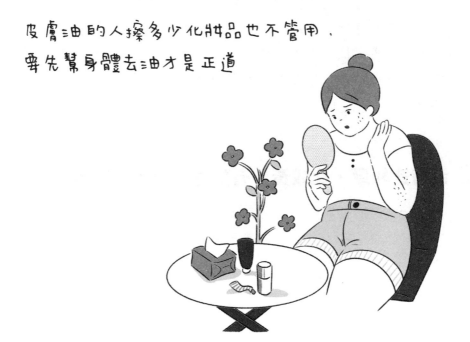

4 經常口乾舌燥想喝水（雖然很濕，卻老想喝水）

說到這裡，大家可能就有疑問了，自己到底是缺水還是水太多了呢？

事實上，一個人可以非常濕而又非常缺水。有人說，這不矛盾了嗎？其實不矛盾，因為濕是壞水，人體需要的是好水，濕氣重的人身體裡一汪壞水，但是需要的好水卻非常缺乏，從而導致她的表現就是口乾舌燥。這種情況下切記不要多喝水，濕氣重的人的口乾舌燥是假性口渴，並不是身體內缺乏水分，而是口腔內缺乏水分。如果口渴怎麼辦呢？小口抿，滋潤口腔即可。

5 大便黏滯不爽，有解不盡的感覺

濕熱蘊結在腸道，下注於肛門，造成大便混雜濕邪，則容易出現大便黏膩、不爽、便不盡感，直腸或肛門墜脹不適為主要特徵。而且這種情況會在飲酒、進食辛辣之物後比較明顯，建議平時飲食清淡，少食油膩辛辣食物。

3 易發炎，造成體液發黃

比如咳嗽，如果是風熱感冒，吐的痰會黃，還包括女性白帶發黃、小便發黃。濕熱下注的男性還有陰囊潮濕的情況。

濕熱型黃胖胖自測表

你的食慾特別好，而且愛吃肉食嗎？

你感到口苦或嘴裡有異味嗎？

你容易生痤瘡或瘡癤嗎？

你經常感覺口乾舌燥嗎？

你有大便黏滯不爽、解不盡的感覺嗎？

你小便時尿道有發熱感、尿色發黃嗎？

你帶下色黃（白帶顏色發黃）嗎？（限女性）

你的陰囊部位潮濕嗎？（限男性）

※ 如果大家體內存在濕熱，就可能有這些表現，
一旦有了這種信號，我們就要及時調理。

✿ 調理方法

①喝健脾祛濕湯

半年前，一位女士來找我就診。她進屋時，我就觀察了她的頭臉部，發現她的臉部給人一種沒有洗臉的感覺，頭髮也很油。她一過來就對我說：「醫師，這裡能幫我減肥嗎？」

經過一番交談，我瞭解到這位女士以前是 52 公斤，後來由於工作因素，每天都坐在電腦前，下班還要照顧孩子，不僅沒有時間運動，飲食也不規律，一天三、五頓飯是常有的事，一度胖到 85 公斤。而且她每天早上起來眼屎特別多，臉上也很常出油，還長了小痘痘。特別愛喝水，但就是覺得不解渴。

同時，我觀察到她的舌頭有些胖，舌苔是黃的，這是典型的濕熱型黃胖胖。

於是，我給她開了一個小方子：健脾祛濕湯。

這個方子有較好的祛濕減肥效果，但是不太適合有陰虛內熱口渴的人，而且喝一段時間後，需要根據具體情況，再進行加減用藥。此方祛濕的力量很強，一方面祛除體內多餘的濕濁之邪；一方面又增強了脾胃的運化功能，是一個標本兼治的好方子。

我囑咐她每天要按時喝。雖然她沒有時間運動，但建議她吃完

飯後要走動走動。晚餐盡量少吃，並且配合按摩祛濕的穴位。幾個月後，她已經減到 59 公斤。她瘦了之後，臉色也好多了，比以前看起來清爽了。

健脾祛濕湯

材料
冬瓜皮 30 克、薏仁 15 克、赤小豆 15 克、白朮 30 克、葛根 5 克、玉竹 5 克、陳皮 15 克、扁豆 10 克

用法
將上述藥材煎煮 30 分鐘，溫熱飲用，一次 150 毫升，每日 2 次。服用兩週。

---

② 吃冬瓜粥

在這裡，我推薦給大家幾種藥膳方，對於祛除體內的濕熱有很好的效果。

為什麼冬瓜要帶皮呢？很多人都知道冬瓜可以減肥，但其實冬瓜皮也有很好的作用，冬瓜皮祛水，而且專門祛濁水。冬瓜皮適合濕熱型黃胖胖原因有兩個。

一是它清熱，二是它走皮膚表面，中醫有「以皮行皮」之說，當一個人體內有濕熱，他的外形看上去都是胖的，所以要用冬瓜皮幫助消腫、祛濕、減肥。

冬瓜粥

材料
冬瓜 100 克、蓬萊米 100 克

用法
洗淨後，冬瓜帶皮切成小塊，與蓬萊米一同放入鍋內，加水用小火熬煮，至瓜爛米熟成粥。

③ 喝橘皮翠衣茶

除了冬瓜粥，我再給大家推薦橘皮翠衣茶。

橘皮翠衣茶

材料
橘皮 10 克（鮮者加倍）、西瓜翠衣 10 克（鮮者 100 克）

用法
二者煮水代茶飲，一次 150 毫升，每天 2 ～ 3 次，如果是新鮮瓜皮，則將西瓜皮洗淨後，切下薄綠皮，加水煎煮 30 分鐘，去渣後可加適量白糖，涼後飲用。

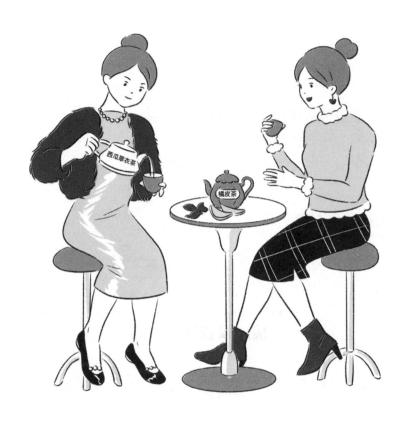

經常臉泛油光的人，
可以在平時喝點橘皮翠衣茶，
去油＋減重
兩手一起抓

④ 降脂茶

我在臨床實踐過程中，給痰濕重、血脂高、血糖高、舌苔厚的肥胖患者開的一個降脂經驗方，效果比較好，具體組成是：虎杖、決明子、山楂、澤瀉、白朮、片薑黃、苦丁茶。具體劑量根據個人情況裁定。

✿ 適合的經絡操

很多濕熱型黃胖胖都是由於不良的生活習慣導致的，譬如暑夏之季，喝啤酒、吃燒烤，再加上吹冷氣，導致汗出不暢，體內濕邪排不出來，加上大量食用燥熱之品，濕熱自然而然就形成了。或者是平時飲食不節制，吃得也雜，再加上活動減少，導致人體代謝緩慢，廢物堆積，時間一長就釀濕內生，滋生濕熱。

所以，大家一定要好好注意自己的生活習慣。濕熱型黃胖胖由於有熱的存在，情緒和狀態都比較躁動，不適合動作比較大的運動，首先要透過調整生活習慣，再配合簡單的動作進行減肥。

給大家推薦傳統功法「六字訣」中的「呼脾氣訣」、「噓肝氣訣」、「嘻三焦訣」。

六字訣透過不同字的發音，輔助相應的意念和導引動作，來達到不同作用。

這三個動作分別對應脾、肝、三焦。

「呼脾氣訣」能夠達到升清排濁、止瀉止嘔、和胃健脾的作用。持續練習可以養脾，達到排濁外出、健脾化濕之效。三焦就像管道一樣，能運行元氣、水液，濕邪最後要化為水氣從三焦離開，所以一定要保持三焦的通暢，才能使邪氣更好地排出體外。「嘻三焦訣」就可以達到通利水氣、調暢氣機的效果。

最後是肝，我們要利用肝的疏泄作用，來調控脾胃以及調暢情志，讓體內的氣機都調動起來，不能鬱結住，否則體內的熱邪會越來越重。透過「噓肝氣訣」可以疏肝理氣，清熱明目。持續練習可以養肝，達到舒暢氣機、排濁清熱之

呼脾氣訣

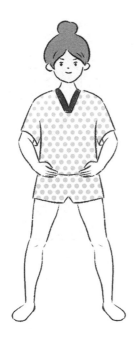
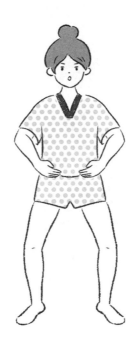
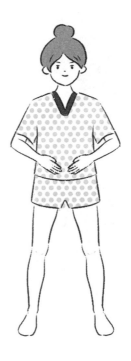

①
雙腿打開與肩同寬，兩臂彎曲，轉掌心向內。

②
雙腿微屈，兩臂打開，掌心依舊向內，下蹲，同時行「呼」音。

③
「呼」音畢，收回即可。

建議

本訣對應脾臟，行脾經之氣，練功的同時要配合嘴唇微微向前突出，平呼發聲，一呼一吸平穩自然。

噓肝氣訣

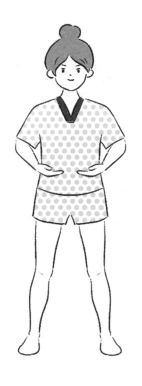

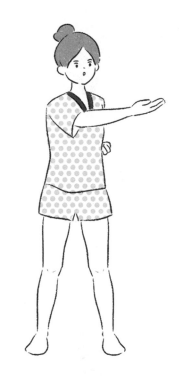

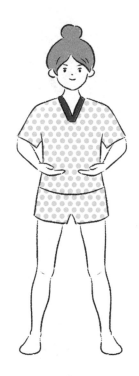

①

雙腿打開與肩同寬，兩手分開，掌心向上。

②

兩腳不動，身體向左轉 90 度。右掌從腰間緩緩向左側伸出，舉約與肩同高。配合口吐「噓」音，眼睛隨之慢慢睜大。

③

右掌沿原路慢慢收回腰間，同時身體隨之轉回正前方，目視前方。

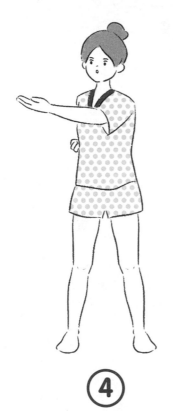

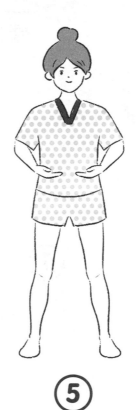

④

然後身體向右轉動，出
左掌，吐「噓」音。

⑤

左掌沿原路慢慢收回
腰間，同時身體隨之轉
回正前方，目視前方。

建議

本訣對應肝臟，行肝經之氣，練功的同時要做到睜大雙眼，極目遠
眺，深思遠矚。

嘻三焦訣

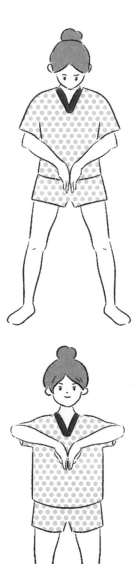

① 兩腿打開與肩同寬，微屈，手臂下垂，手背相靠。

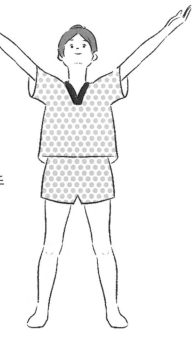

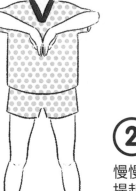

② 慢慢伸直雙腿，提起手。

③ 雙腿伸直，兩手外開，目視前上方，動作略停。

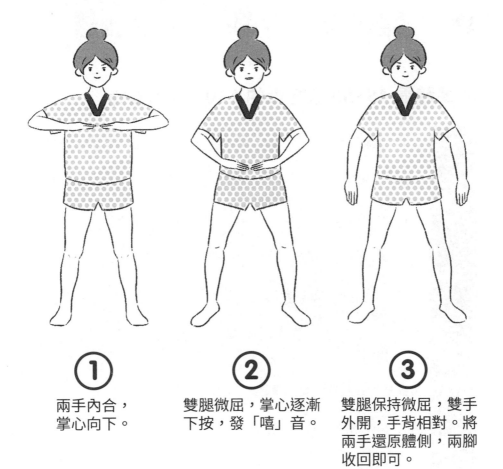

①
兩手內合，
掌心向下。

②
雙腿微屈，掌心逐漸
下按，發「嘻」音。

③
雙腿保持微屈，雙手
外開，手背相對。將
兩手還原體側，兩腳
收回即可。

建議

本訣對應三焦，行三焦之氣，練功的同時要做到平心靜氣，放鬆自
己，使身心平穩。

✿ 給濕熱型黃胖胖的一日三餐食譜

標準體重 45~55 公斤者的 1200 大卡食譜

早餐	菜餚	涼拌三絲（櫛瓜 80 克、黃瓜 50 克、紅椒絲 10 克）
	蛋類	水煮蛋（1 顆）
	主食	牛奶燕麥片（牛奶 150 毫升、燕麥 40 克）
	點心	小番茄（5 個）、菊花茶一杯（300 毫升）（乾菊花 1 克）
午餐	菜餚	❶ 素炒生菜（生菜 80 克） ❷ 芹菜拌豆干 　（芹菜 80 克、豆干 50 克、紅椒 10 克、腰果 5 克） ❸ 苦瓜炒肉片（苦瓜 50 克、豬肉 35 克、杏鮑菇 20 克）
	主食	藜麥飯（藜麥 30 克、白米 20 克）
	點心	紅火龍果（100 克）
晚餐	菜餚	❶ 醬澆油麥菜／大陸妹（油麥菜／大陸妹 80 克） ❷ 木耳拌洋蔥（泡發木耳 50 克、洋蔥 20 克） ❸ 花椰菜蝦仁（花椰菜 80 克、蝦仁 40 克）
	主食	綠豆小米飯（綠豆 15 克、小米 15 克、白米 10 克）

（備註：全天用油 20 克、鹽 6 克。）

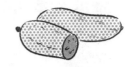

標準體重 55~60 公斤者的 1400 大卡食譜

早餐	菜餚	涼拌黃瓜豆干絲 （黃瓜 150 克、百葉豆腐皮 50 克、核桃 10 克）
	蛋類	蒸雞蛋（1 顆）
	主食	清蒸山藥（200 克）
	奶類	純牛奶（150 毫升）
	點心	薄荷水果茶（300 毫升） （新鮮薄荷葉 5 片＋檸檬 20 克＋紅火龍果 50 克）
午餐	菜餚	❶ 香菇菜心（廣東菜心 100 克、香菇 1 朵） ❷ 鮭魚義大利麵（鮭魚 80 克、青花菜 100 克、番茄 50 克、義大利乾麵 60 克）
	點心	奇異果（1 顆）
晚餐	菜餚	❶ 涼拌雙耳 （乾黑木耳 5 克、乾銀耳 3 克、胡蘿蔔 20 克） ❷ 青江菜炒白菇（青江菜 100 克、白菇 50 克） ❸ 洋蔥炒雞胸肉（洋蔥 50 克、雞肉 70 克、青椒 80 克）
	主食	白米蕎麥飯（白米 30 克、蕎麥 20 克）

（備註：全天用油 20 克、鹽 6 克。）

標準體重 60~70 公斤者的 1600 大卡食譜

早餐	菜餚	拌三彩（萵苣 120 克、胡蘿蔔 20 克、豆干絲 15 克）
	蛋類	水波蛋（1 顆）
	主食	菜包（100 克）
	奶類	純牛奶（250 毫升）
	點心	蒲公英茶（300 毫升）（蒲公英 1 克、南瓜子 12 克）
午餐	菜餚	❶ 清炒白菜（白菜 100 克） ❷ 蕈菇冬瓜湯 　（冬瓜 150 克、鴻禧菇 20 克、嫩豆腐 100 克） ❸ 清蒸鱸魚（80 克）
	主食	糙米黃米飯（白米 30 克、糙米 20 克、黃米 25 克）
	點心	香梨（1 顆）
晚餐	菜餚	❶ 蒜泥空心菜（空心菜 150 克、玉米粒 10 克） ❷ 海帶拌豆芽（泡發海帶 100 克、豆芽 20 克） ❸ 鴨肉炒西芹（鴨肉 70 克、西芹 80 克、天冬 3 克）
	主食	白米薏仁飯（白米 35 克、薏仁 15 克）

（備註：全天用油 20 克、鹽 6 克。）

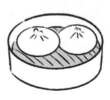

標準體重 70~80 公斤者的 1800 大卡食譜

早餐	菜餚	洋蔥拌黑木耳（洋蔥 150 克、泡發黑木耳 50 克）
	蛋類	蒸蛋（1 顆）
	主食	百合糙米粥（鮮百合 50 克、糙米 25 克、白米 15 克）
	奶類	無糖優酪乳（150 毫升）
	點心	檸檬水果茶（300 毫升）（檸檬 30 克＋ 50 克蘋果）
午餐	菜餚	❶ 清炒茼蒿（120 克） ❷ 百葉炒肉絲 　（百葉豆腐皮 50 克、豬肉絲 90 克、青椒 80 克） ❸ 蒸茄子（茄子 100 克）
	主食	綠豆飯（綠豆 50 克、白米 25 克）
	點心	小黃瓜（200 克）
晚餐	菜餚	❶ 菠菜拌玉米粒（菠菜 100 克、玉米粒 20 克） ❷ 紅椒炒西瓜皮（紅椒 50 克、西瓜皮 200 克）
	主食	拌涼麵（濕麵 200 克、花生米 15 克、黃瓜 100 克、雞絲 70 克、醋少許）

（備註：全天用油 20 克、鹽 6 克。）

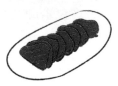

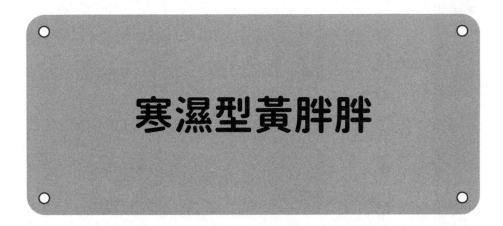

寒濕型黃胖胖

✿ 特徵

寒濕是最為常見的，濕和寒密切相關。寒、濕常常狼狽為奸——「虛則寒，寒則濕」。

所以，在有水濕的情況下，千萬不要再受寒，比如剛洗完澡，身上還沒有完全乾透，還有水濕，這時候如果立刻進入冷氣房，寒

與濕一結合，非常容易入侵體內，而且很難排出，造成寒濕體質，會出現疲乏無力、關節疼痛、臉色差、精氣神差、消化功能減退，甚至脫髮等症狀。

寒濕分為兩大類，一為外感寒濕，二為內傷寒濕。外感寒濕，因外部寒和濕入侵，如淋雨涉水，氣候陰冷潮濕，久居陰寒濕重之地，或洗完澡頭髮未乾就睡覺等。內傷寒濕，是由於體內脾腎功能差而產生。

寒邪和濕邪都屬於陰邪，就像好哥們一樣，總愛結伴而行。這是為什麼呢？因為有了寒，濕邪會被困於裡。打個比方，本來濕會讓人懶得動，結果現在天寒地凍，就更不想動了，加上門窗都被凍住了，想出去也出不去了，乾脆就在原地待著不動了。這種寒濕通常會在皮膚和關節處顯現，你會覺得皮膚涼涼的，關節痠痛。

曾經有位患者，是個 50 歲左右的男性，過來就診的時候，體型肥胖，體重 85 公斤，身高 175 公分左右，還伴有嗜睡、身體勞累、怕冷、食慾不振、臉上油膩、肢體浮腫、不想喝水、痰液增多、尿多、舌苔白厚等症狀，我給他初步辨證屬於寒濕型黃胖胖。

他來看病的時候，是跟妻子一起來的，他妻子也是體型胖，肚子較大，舌頭伸出來一看，和他非常相似，我就問他們是不是住在水邊，因為夫妻同時出現寒濕情況，很可能是由共同生活的環境影響的。

果然，他們住在天津一個有名的湖邊別墅區，水源非常豐富，通常脾虛的人在離河邊比較近的地方居住，再加上平常喜歡貪涼，

飲食寒涼，就很容易形成寒濕體質。我給他們用了針灸的療法，選取足三里、關元、氣海、豐隆等穴位祛寒除濕，並且交代他們平常在家熬湯時多放乾薑，這樣可以有效緩解體內寒濕的情況。經過一個月後，他們的體重減了十多公斤，身體也變得輕盈了。

★ 體內有寒濕的表現

1 浮腫

有的人不是胖而是腫，如果祛掉水濕，看起來就會瘦很多。此類浮腫，主要體現在腿部，顯得小腿很粗。就像在腿上綁了水袋，其實不是肉，都是水，把水排出去就瘦了。這種浮腫，不僅看起來肥胖，長期血液循環差、代謝慢，久而久之，慢性病也會上身，嚴重影響健康。

2 肚子脹

寒濕型黃胖胖的腸胃功能都不太好，消化能力差，吃很少的東西就會感覺肚子脹，這種感覺與飽不一樣。脹是吃下去之後在體內產生了很多氣體，在胃裡面脹著。

3 頭痛

寒濕型黃胖胖也經常會頭痛，通常發生得莫名其妙。因為寒凝血滯，造成血液運行不暢，不通則痛。

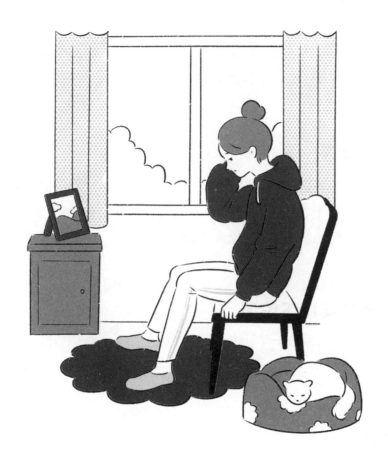

無精打采還頭痛，
因為體內寒濕重

4 沒精神

之前講痰濕重的人普遍精神都很差，頭昏腦脹，記憶力差，身體乏力沒勁，不愛運動，每天就像沒睡醒一樣。寒濕重的人更多地表現為情緒低落，甚至易得憂鬱症。

5 口腔潰瘍

寒濕型黃胖胖容易口腔潰瘍，誤以為自己上火了，其實舌頭長瘡才是上火，口腔潰瘍大多是寒濕、濕毒。所以這種情況下再去清火，這個人就會越來越寒，越來越濕。

6 腰部及其以下怕涼

寒氣與濕結在一起，容易聚集在下焦，導致腰部及膝蓋等關節怕冷發涼，還有疼痛的症狀。這種疼痛發涼在陰雨天會明顯加重。

7 舌象

體內有寒濕的人，舌頭除了膩苔，顏色也會呈現淡淡的紫色，這是因為體內有寒的緣故，可以類比一下舌頭常年泡在涼水裡面的感覺。

寒濕型黃胖胖自測表

- 你的皮膚暗黃，沒有光澤嗎？

- 你肢體浮腫嗎？

- 你頭痛、頭身困重嗎？

- 你有情緒低落、懶得動的情況嗎？

- 你會感覺腹脹、噁心嗎？

- 你感覺口淡無味嗎？

- 你有雖然口渴但不願意喝水的現象嗎？

- 你舌苔膩，舌頭胖大嗎？

※ 如果大家體內存在寒濕，就有可能有這些表現，
一旦有了信號，我們就要及時調理。

❀ 調理方法

① 喝新版陳皮荷葉茶

給大家推薦一個針對寒濕型黃胖胖的代茶飲方子，簡單好用。

有朋友會問，這陳皮荷葉茶不是祛濕的嗎？怎麼寒濕型黃胖胖也用它？

陳皮理氣健脾、燥濕化痰，荷葉利濕升清，兩者相配，是很好的祛濕組合，但只解決了寒濕中的濕。而我們這是新版陳皮荷葉茶，在原方的基礎上加入了生薑。生薑是常見的一味藥，也是日常生活中經常用到的佐料。

大家都知道，著了風寒，家裡都會熬上一碗薑湯，服下，發發汗就好了。

中醫講生薑性辛微溫，有很好的溫中散寒化痰的功效，對於體內有寒濕的人是最好不過的了。或許有人會問，既然是寒濕，為何不加入大量溫裡的藥材？這是因為濕與寒糾結，你不祛濕，無論怎麼溫寒，寒都是祛不掉的。就像小時候推車賣冰棒，都會在上面蓋上厚厚的棉被，冰棒不僅不會化得更快，反而凍得挺結實，這就是因為有濕的原因。因此有寒濕，只一味地溫寒而不祛濕，是解決不了問題的。這個方子的重點還是在祛濕上，溫寒也是為了能夠更好地祛濕。

在此方中加入了生薑，但減少了荷葉的用量（痰濕型黃胖胖的山楂荷葉陳皮湯中荷葉為 10 克）。這是為什麼呢？

因為如果單獨喝荷葉茶，較長時間有可能造成胃寒、腹痛，還會影響女性正常的內分泌，造成經期失調。所以，面對寒濕型黃胖胖，荷葉的用量自然要削減，再加以生薑溫中來制約其寒涼之性，三味藥相配，才可共奏健脾祛濕、溫中散寒之效。

我之前接診過一個患者，食慾差，手腳無力，不愛運動，吃完飯後精神很差，只想躺著，嘴裡發黏，易壞肚子，腿較粗，早晨起來眼睛浮腫。我給她診斷為寒濕型黃胖胖，給她推薦了這個代茶飲，加上多運動，注意飲食，她瘦得特別多，最快的時候，平均一天能減掉半公斤。

新版陳皮荷葉茶

材料
陳皮 6 克、荷葉 1.5 克、生薑 3 片

用法
❶ 沖泡方式：將所有材料洗淨後，放入茶壺中，用沸水沖泡飲用。
❷ 煮製方式：把材料清洗乾淨後，放到乾淨無油的鍋裡，加入適量清水，大火煮開後轉小火繼續煮製，大約 5 分鐘後便可飲用。

---

② 吃茯苓粉粥

相傳北宋著名文學家蘇轍年少時體弱多病，夏天因脾胃弱而飲食不消，食慾不振，冬天常因肺腎氣虛而經常感冒、咳嗽，請了許多醫師，吃了許多藥也無法根除。直到過了而立之年，他向人學習養生之道，練習導引氣功，且經常服用茯苓，一年之後，多年的疾病竟然消失得無影無蹤。從此以後，他就專心研究起藥物養生，並撰寫了〈服茯苓賦並引〉一文。

此粥中，茯苓滲濕利水，益脾和胃，寧心安神。蓬萊米滋補肝腎，健脾養胃。紅棗補中益氣，養血安神。山藥益氣養陰，補腎健脾。生薑溫中散寒。全粥具有健脾利濕、寧心安神的作用，特別適用於寒濕型黃胖胖。

文中寫道：「服茯苓可以固形養氣，延年而卻老者。如久服則能安魂魄而定心志，顏如處子，神止氣定。」中國魏晉時期，茯苓就被當作養生佳品，王公大臣們常用茯苓與白蜜同食。而清宮中，慈禧太后長年讓御廚為她製作茯苓餅食用。藥用價值最好的，當屬雲南出產的茯苓，稱為雲苓。老年人如果經常用白茯苓粉與蓬萊米同煮粥服用，有養生之功效。

> ### 茯苓粉粥
>
> **材料**
> 茯苓粉 30 克、蓬萊米 30 克、紅棗 2 顆、山藥 30 克、生薑 3 片
>
> **用法**
> 山藥去皮切塊，紅棗去核，蓬萊米淘洗好後放入砂鍋中，再放入茯苓粉和紅棗，然後加適量的清水一起熬煮，中途再放山藥，熬煮至粥稠即可。喜甜的患者可以加少許紅糖。

✿ 適合的經絡操

濕邪和寒邪都是陰邪，兩者一結合對身體的損傷就更大了，而且還不好祛除，久而久之，病邪就深入了，單純溫腎或健脾的效用就不明顯，但是振奮陽氣仍然是必需的。

對於寒濕型黃胖胖，我給大家推薦的經絡操是「五禽戲」中的鳥戲，鳥戲也有兩個動作：鳥翅伸展和鳥飛拍翅。這次我們要模仿的是鳥的體態，練習時意想自己是湖中仙鶴，昂首挺立，伸筋拔骨，展翅翱翔，這樣會有更好的效果。

鳥翅伸展

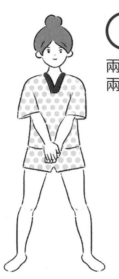

① 兩腿微屈下蹲，
兩掌在腹前相疊。

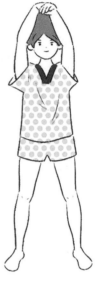

② 兩掌向上舉至頭前上
方，掌心向下，指
尖向前，雙腿伸直。
身體微前傾，提肩，
縮項，挺胸，塌腰。

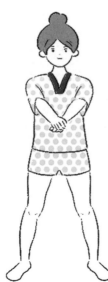

③ 放鬆膝部和腰部，
雙手下落。

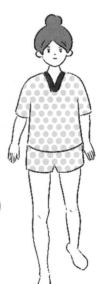

④ 左腿向後抬起，雙手
在身後形成鳥翅。

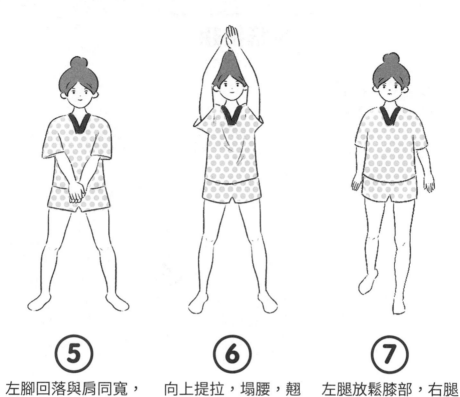

⑤ 左腳回落與肩同寬，雙手疊掌，換邊做動作。

⑥ 向上提拉，塌腰，翹尾。

⑦ 左腿放鬆膝部，右腿向後抬起，雙手變鳥翅。

建議

❶ 手掌上舉，能使身體得到舒展，作用於大椎和尾閭，從而牽動督脈。兩掌後擺，身體成反弓狀，使任脈得到拉伸。這種鬆緊交替的練習方法，可增強疏通任、督兩脈經氣的作用。

❷ 剛才跟大家說過了，督脈是「陽脈之海」，而任脈能調一身陰經的氣血。疏理任督二脈，既能補益體內的陽氣達到散寒的功效，又能有效調動體內的氣血運行，使凝滯的寒邪和濕邪化散而不留於體內。

鳥飛拍翅

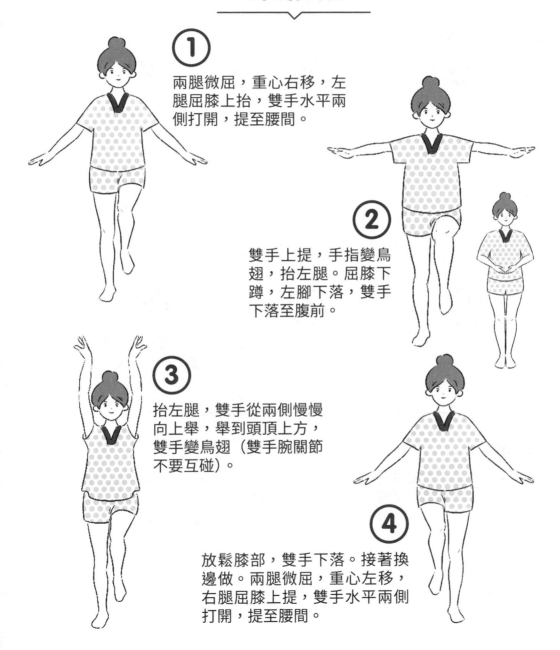

① 兩腿微屈，重心右移，左腿屈膝上抬，雙手水平兩側打開，提至腰間。

② 雙手上提，手指變鳥翅，抬左腿。屈膝下蹲，左腳下落，雙手下落至腹前。

③ 抬左腿，雙手從兩側慢慢向上舉，舉到頭頂上方，雙手變鳥翅（雙手腕關節不要互碰）。

④ 放鬆膝部，雙手下落。接著換邊做。兩腿微屈，重心左移，右腿屈膝上提，雙手水平兩側打開，提至腰間。

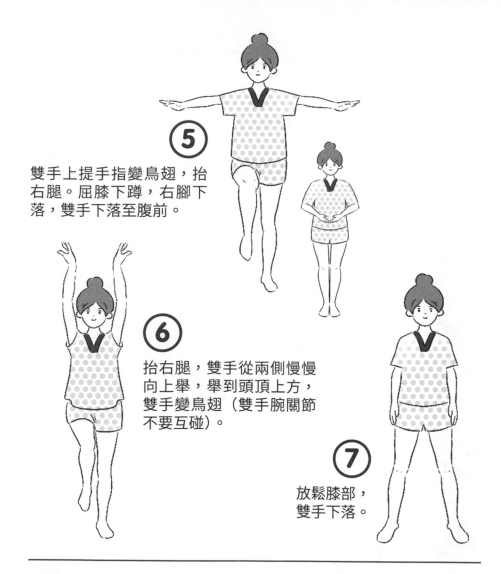

⑤ 雙手上提手指變鳥翅，抬右腿。屈膝下蹲，右腳下落，雙手下落至腹前。

⑥ 抬右腿，雙手從兩側慢慢向上舉，舉到頭頂上方，雙手變鳥翅（雙手腕關節不要互碰）。

⑦ 放鬆膝部，雙手下落。

建議

這個動作是透過雙臂的上舉下按，上舉配合吸氣，擴大胸廓。下按氣沉丹田，呼出濁氣，加強了肺的吐故納新功能，可以更好地開宣肺氣。不僅可以牽拉肺經，發揮疏通肺經氣血的作用，還可以透過胸廓的開合，提升清濁之氣交換的頻率。

✿ 給寒濕型黃胖胖的一日三餐食譜

標準體重 45~55 公斤者的 1200 大卡食譜

早餐	菜餚	醋溜高麗菜（高麗菜 120 克）
	蛋類	生薑水波蛋（雞蛋 1 顆、生薑 20 克）
	主食	花生雜糧漿（花生 5 克、桂圓 2 個、血糯米 20 克、糙米 20 克磨碎破壁）
	奶類	牛奶一杯（150 毫升）
	點心	薑紅茶（生薑 10 克、甘草 2 克、紅茶 3 克）
午餐	菜餚	❶ 蒜泥青江菜（青江菜 80 克） ❷ 青椒炒腐竹（青椒 80 克、腐竹乾 25 克） ❸ 烏骨雞蟲草花湯（烏骨雞肉 35 克、蟲草花 50 克）
	主食	藜麥黑豆飯（白米 30 克、藜麥 20 克、黑豆 10 克）
	點心	橘子（100 克）
晚餐	菜餚	❶ 蒜泥茼蒿（茼蒿 80 克） ❷ 紅椒炒荷蘭豆（紅椒 50 克、荷蘭豆 100 克） ❸ 三絲銀魚羹（銀魚／水晶魚 40 克、海鮮菇 30 克、胡蘿蔔 20 克、胡椒粉少許）
	主食	小米燕麥飯（小米 20 克、燕麥 15 克、白米 5 克）

（備註：全天用油 20 克、鹽 6 克。）

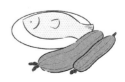

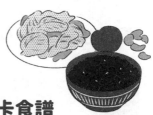

標準體重 55~60 公斤者的 1400 大卡食譜

早餐	菜餚	洋蔥拌黑木耳 （洋蔥 80 克、水發黑木耳 50 克、核桃 10 克）
	蛋類	生薑紅棗煮蛋（雞蛋 1 顆、生薑 20 克、紅棗 10 克）
	主食	蒸馬鈴薯（180 克）
	奶類	純牛奶（150 毫升）
	點心	生薑檸檬茶（300 毫升） （生薑 20 克、檸檬 20 克、蘋果 50 克）
午餐	菜餚	❶ 香菇菜心（廣東菜心 100 克、香菇 1 朵） ❷ 鯽魚絲瓜湯 　（鯽魚 80 克、絲瓜 100 克、胡椒粉少許、生薑少許） ❸ 小炒豆干（青椒 50 克、豆干 50 克）
	主食	蕎麥麵 65 克（乾）（可放入魚湯中）
	點心	蘋果（100 克）
晚餐	菜餚	❶ 熱拌黃豆芽（黃豆芽 80 克、胡蘿蔔 20 克） ❷ 青江菜炒白菇（青江菜 100 克、白菇 20 克） ❸ 蘿蔔燒羊肉（蘿蔔 100 克、羊肉 50 克）
	主食	血糯米飯（白米 10 克、血糯米 20 克、小米 20 克）

（備註：全天用油 20 克、鹽 6 克。）

標準體重 60~70 公斤者的 1600 大卡食譜

早餐	菜餚	芥菜煮鴿子蛋（芥菜 80 克、鴿子蛋 60 克）
	主食	祛寒粥 （乾薑 5 克、白米 15 克、糙米 25 克、黑豆 10 克）
	奶類	純牛奶（250 毫升）
	點心	腰果（12 克）
午餐	菜餚	❶ 菠菜拌枸杞（菠菜 100 克、枸杞 10 個） ❷ 番茄豆腐湯 （番茄 150 克、嫩豆腐 200 克、黃耆 5 克） ❸ 西芹炒牛肉（牛肉 80 克、西芹 50 克、黑胡椒少許）
	主食	紅豆南瓜飯（紅豆 40 克、白米 30 克、南瓜 100 克）
	點心	桃子（200 克）
晚餐	菜餚	❶ 醬澆秋葵（秋葵 80 克、紅椒 10 克） ❷ 青花菜拌雙耳 （青花菜 100 克、泡發銀耳 50 克、泡發黑木耳 50 克） ❸ 清蒸巴沙魚 （巴沙魚 80 克、料酒少許、胡椒粉少許）
	主食	紅棗黑米飯（白米 20 克、黑米 20 克、紅棗 10 克）

（備註：全天用油 20 克、鹽 6 克。）

標準體重 70 ～ 80 公斤者的 1800 大卡食譜

早餐	菜餚	熱拌青花菜（青花菜 150 克、紅椒 20 克、腰果 15 克）
	蛋類	鵪鶉蛋（60 克）
	主食	南瓜饅頭（80 克）
	奶類	羊奶（250 毫升）
	點心	紅糖茶（300 毫升）（生薑 20 克、陳皮 2 克、紅糖 10 克）
午餐	菜餚	❶ 蒜泥大白菜（150 克） ❷ 香菇鴿子湯（香菇 50 克、鴿子 100 克） ❸ 黃瓜炒黑木耳 　（黃瓜 150 克、泡發黑木耳 50 克、辣椒 10 克）
	主食	白米高粱飯（白米 50 克、高粱 20 克、小米 5 克）
	點心	柳丁（200 克）
晚餐	菜餚	❶ 菠菜拌玉米粒（菠菜 150 克、玉米粒 20 克） ❷ 西洋芹炒豆干（西洋芹 120 克、豆干 50 克） ❸ 清蒸雞腿 　（雞腿 80 克、生薑少許、花椒油少許、大蔥少許）
	主食	胡蘿蔔丁飯（胡蘿蔔 50 克、糙米 35 克、白米 25 克）

（備註：全天用油 20 克、鹽 6 克。）

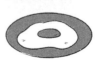

專欄 3
如何區分寒濕型黃胖胖和濕熱型黃胖胖？

1 黃胖胖常見的體型：下半身肥胖、早衰型、全身胖

這三種黃胖胖都是因為體內有濕，如果表現為全身濕氣明顯，則脂肪在全身都有堆積，容易發生全身型肥胖。如果濕氣主要集中在身體下部分，脂肪也主要堆積在身體下半部分，則表現為下半身肥胖。如果濕邪傷脾胃引起氣血虧虛，則容易出現早衰型肥胖。我們會在後面具體講早衰型肥胖。

2 適合黃胖胖的艾灸或按摩穴位

俗話説：「每逢佳節胖三斤。」每次春節假期結束後，都會有很多人來找我減肥，過個年有些人可不止多三斤肉，特別是平時節食減肥以及一些易胖體質族群。過年回到父母身邊，一家人熱熱鬧鬧，有酒有肉，上一頓還沒吃完，接著換吃下一頓，胖了兩、三公斤是正常的，有的甚至多了五公斤的肉，而且胃口也隨之變大。一旦回歸正常的生活，飲食變得清淡之後，就會覺得我怎麼這麼能吃？為什麼吃完了還不消化？

其實這些都與在一段時間內大量進食，損傷脾胃功能，濕氣內生有關。

我推薦幾個穴位，大家不妨每天按一按。

❶ 曲池穴
- **取穴**：曲池穴位於上肢肘部，當曲肘九十度，肘橫紋的外側端即是此穴。（穴位圖見 172 頁）
- **按摩**：用拇指指端點按曲池穴，上下用力，點按 2~3 分鐘，以局部酸脹為度，再交替點按左側曲池穴，每天按 3 回。

❷ 支溝穴
- **取穴**：伸出手找到腕背橫紋的中點，取腕背橫紋上四橫指，兩骨之間即是支溝穴。（穴位圖見 172 頁）
- **按摩**：拇指指端點按支溝穴，力量以局部酸脹為度，按揉 30 秒，左右交替按摩，每側 5 次，每天按 3 回。

按摩曲池穴和支溝穴，具有抑制食慾亢進及通便等，幫助減肥的作用。

❸鳩尾穴

- **取穴**：用指頭觸摸左右肋骨下方，在中心合起來的地方就是胸骨下端，而位於胸骨下端約一寸的地方就是鳩尾穴。
- **按摩**：在每餐用餐前半小時，用拇指點按此穴 2 分鐘，力量不宜過大，局部感到酸脹即可。
- **功效**：按摩鳩尾穴可有效地控制旺盛的食慾。

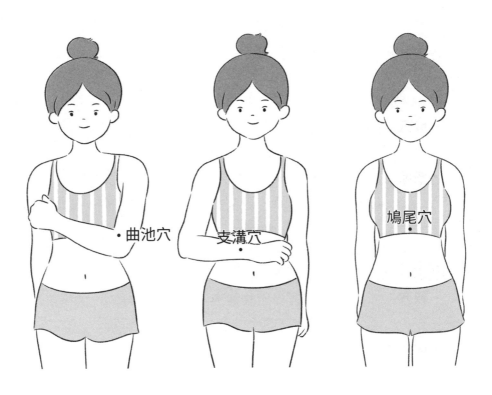

曲池穴　　支溝穴　　鳩尾穴

❹ 饑點穴（耳穴）

- **取穴：** 饑點穴位於耳屏外側面，耳屏游離下部的小隆起處。

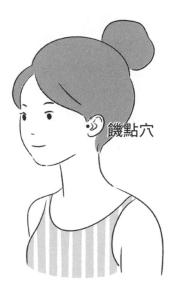

饑點穴

- **按摩：** 可以用棉棒的圓頭進行點按，三餐前 30 分鐘先在左右耳各點按 30 下，以局部酸脹為度。

- **功效：** 餐前點按饑點穴，可有效抑制食慾。飯後腹脹時，點按此穴也有很好的促進胃腸消化的作用。

3 早衰型肥胖，常被忽視的黃胖胖

黃胖胖裡還有一類肥胖，在臨床中很常見，卻容易被忽視，其病因也是濕氣引起。

為什麼容易被忽視呢？因為這種人的體重往往是正常的，只是脂肪在身體上的分布出現了問題，有些人可能覺得不需要減肥。但其實這也是身體發出的一種信號，特別是 35 歲以下的族群，如果出現了身材走樣，脂肪分布不均（我們稱為「早衰型肥胖」），是需要用一些手段去干預的。

大家在生活中會發現很多人隨著年齡增大，身材會走樣。年輕

時四肢粗細均勻，腰細，腹部無贅肉，背部平整，身材婀娜多姿，凹凸有致。但是年齡大一點後，脂肪在身體裡的分布出現了異常，身材跟之前不一樣了，這時候上臂脂肪會堆積，腹部容易鬆弛凸出，大腿根部的脂肪容易堆積，背部脂肪變厚。隨著人體的衰老，體內代謝開始降低，濕氣聚集，一些人處於亞健康狀態，這種人雖然體重正常，但脂肪分布不均勻，看起來沒有美感，沒有精神，也是屬於需要健康減脂的一類人。

早衰型肥胖的特點：脂肪分布異常，上臂脂肪堆積增多（俗稱蝴蝶袖），小腹部突出，背部脂肪變厚，臀部及大腿根部連接處脂肪堆積。

這種早衰型胖胖的年齡一般在 35 歲以上，但現在越來越多人在 20 歲出頭就出現了這種身材，這種體型很難減下去，就算靠節食讓腰部變細了，但是小腹部凸起的脂肪就是減不下去，這是人體機能下降、衰老的一種表現。除了脂肪分布的問題，早衰型肥胖最大的一個特點就是會出現皮膚、脂肪組織鬆弛。

早衰型肥胖與脾胃功能差有很大的關係。

脂肪分布不均勻，是一種早衰體型

為什麼人在脾胃功能變差後容易出現脂肪分布不均的情況，不該長肉的地方開始長肉？

《黃帝內經》講，在自然狀態下，女子過了 35 歲，男子過了

40 歲，身體會出現肉眼可見的衰老（女子五七陽明脈衰，男子五八腎氣衰）。但現代社會中，衰老的平均年齡卻比這個數字降低了，營養過剩的食物、荷爾蒙的濫用，造成人們開始早熟，衰老也隨之提前。

現在，臨床上出現二十多歲小腹突出的人很多見，有些人在 30 歲左右，上臂部、後背的脂肪開始堆積。

人衰老後，脾胃功能降低，濕氣、血瘀運化不出去，堆積在胸腹部離五臟六腑比較近的地方。而四肢末端缺少了營養供應，肌肉又薄弱無力，打個簡單的比方，身體中心不行了，靠近中心的垃圾排不出去，變得臃腫，遠端卻沒有營養，變得薄弱。

有些人雖然其他地方肉多，唯獨小腿很細，覺得沾沾自喜，殊不知這其實是一種早衰的表現，是一種內分泌代謝不良的現象。

早衰型肥胖容易出現的部位及現象：

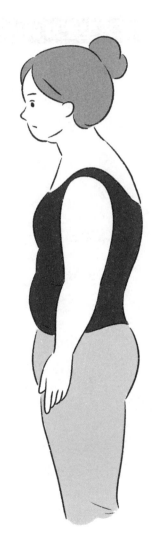

①上臂粗，②後背厚，③小腹突出，④臀部及大腿根部脂肪堆積下垂。

早衰型肥胖的人，可以吃補中益氣丸

解決身體鬆弛問題的唯一一個辦法，就是補養脾胃；只有脾胃功能強了，氣血運化能力也強了之後，才可以改變根本問題。我們可以從以下幾個方面去對抗脂肪分布異常及皮膚和身體的鬆弛。

第一個，生活習慣上不要貪涼，比如在夏天不要肆意吹冷氣，吃冷飲。

第二個，做一些合適的運動，加快身體的代謝，延緩衰老。

第三個，早睡早起，足夠的睡眠可以補充人體消耗的能量，同時讓五臟六腑得到休養，功能變得強大，有效地抗衰。

第四個，盡量讓思緒放輕鬆，不要過度思慮，俗話說：「憂能使人老。」情緒緊張會導致衰老加速，一個好的心態能讓人由內到外地年輕。

第五個，可以食用一些補養脾胃的經典方劑，給大家推薦一個抗衰的千古名方：補中益氣丸。

補中益氣丸可以幫我們從內到外讓身體提升，還可以幫助減肥。

補中益氣丸出自「金元四大家」之一的脾胃派鼻祖李東垣，此藥具有補中益氣、升陽舉陷之功效。方子的組成是：黃耆、人參、當歸、白朮、陳皮、升麻、柴胡、炙甘草，此方可以治療體倦乏力、肛門下垂、胃下垂等症。我在臨床中卻意外發現，補中益氣丸對減肥，尤其是早衰型肥胖有奇效。不只一個患者跟我反映，吃了補中益氣丸之後，瘦了不少，而且以前明顯的小腹一下子變平了，並且沒有特別去減肥。更讓人驚喜的是，身體狀態越來越好，以前做什麼都提不起勁，現在竟然熬夜淘寶也不費勁。

這個藥本來是適用於脾胃虛弱、中氣下陷所致的各種下垂，但因為能健脾益氣，所以也可以發揮補氣減肥的作用。什麼是中氣下陷呢？中醫認為，人的胸中有中氣，支持著人體的正常功能，因為人體一直在對抗地心引力，如果沒有這股氣把我們的臟腑托著，很容易造成下垂。如果氣虛了，胸中的中氣就會向下走，這樣的人常常會感覺說話提不上氣，不愛說話，臉色還蒼白，沒有光澤，有的人一做體檢，就檢查出西醫說的胃下垂、子宮下垂等，對於這個情況，中醫認為是陽明脈衰、脾胃的功能降低、氣血不足、提前衰老的表現。

病例一

曾經有一個女患者，35 歲，體重 60 公斤，身高 165 公分，整體看起來不胖，但就是小腹很凸出。她嘗試過節食，但發現節食只會讓其他部位更瘦，而小腹仍然存在。她來面診的時候，臉上沒有光澤，說話有氣無力，稍微運動一下則乏力氣短更嚴重，四肢肌肉

鬆弛，小腹凸出。她的舌苔是膩苔，脈象細而無力。

我給她辨證屬於早衰型黃胖胖，治療就以補中益氣湯原方加減。

吃了七帖藥以後，她明顯感覺小腹開始變平了。什麼原因？明明是一味補藥，怎麼還可以減肥？

因為它補中益氣，健脾祛濕，通暢三焦。氣血流通一好，體內的垃圾產物容易排出去，體脂分布也就正常了，就是這麼一個道理。我要她再持續吃兩週，兩週以後，她發現不僅小腹變平了，連氣色也變好了，皮膚、肌肉也比之前緊致。這真是讓她高興極了，她說自己一直以為減肥就要吃瀉藥、節食或是運動，沒想到吃補藥也能減肥。

病例二

再給大家講一個例子，這個患者是一位 24 歲的小姐，之前在英國留學，因為疫情回到國內，趁著有時間便來看中醫減肥。這位小姐一眼看上去是無可挑剔的好身材，身高 163 公分，體重 49 公斤，我一開始拒絕她的減肥要求，告訴她不能減肥，也不能刻意節食。

但是她後來執意要我看看她的上臂和大腿根部，我看了之後，發現確實比其他地方的脂肪多一點，而且相對於她這個年齡來說，有一點鬆弛。我又看了一下她的舌象，舌質淡白，舌邊有齒痕，舌面水濕嚴重，白膩苔，屬於典型的脾氣虛弱，正氣不足。辨證也屬於早衰型肥胖。

我給她用的就是補中益氣湯加了 6 克砂仁，因為她在國外的生活習慣，常常是喝冰水，體內偏寒，水濕算比較嚴重一點，所以我給她加大溫陽行氣的力度，本意是給她調理體虛，但是半個月後她的手臂和大腿的維度分別瘦了 2 公分和 3 公分。

　　體重沒有明顯變化，但看起來瘦了，這就是補中益氣丸的效果——雖然你沒有瘦，但是皮膚更加緊致，身體也越來越好，而且身材更加有型。

　　我還建議她做了足三里、手三里、關元穴的艾灸，隔天做一次，每次半小時。這樣可以加強臟腑的功能，增加上肢、下肢的氣血循環。

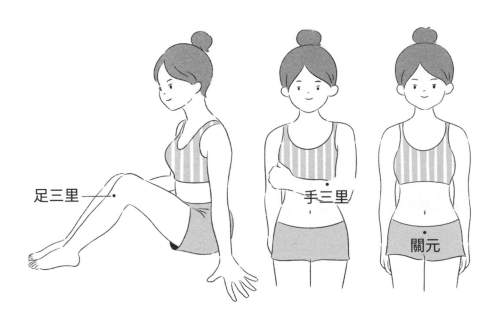

像這種透過內部調理減肥的人，減肥的效果是隨著脾氣的強健而實現的，表面上是在減肥，實際上是在修補過勞給身體造成的影響。所以用補中益氣丸來減肥，肯定不是速效，但一旦起效，就不用擔心反彈問題。

病例三

第三位患者，26 歲，身高 167 公分，體重 60 公斤。從身體質量指數來看，是正常的。但是小小年紀，她就肌肉鬆弛，腹部脂肪偏多。最重要的是，一年前她發現右側大腳趾疼痛，到醫院一檢查，原來是痛風。以前我們提起痛風，都認為是中老年人的疾病，但是現在越來越多年輕人開始有這樣的問題。除了痛風，她的小腹和大腿根部肥胖，還伴有疲乏、沒精神，大便不成形，小便量少，舌頭胖大，有齒痕，舌苔是呈顆粒狀的白膩苔，舌中有裂紋，脈象是沉細脈，辨證屬於早衰型肥胖。

我給她開了健脾補氣祛濕的方子，並建議她重點按摩幾個穴位。一個星期後，她欣喜地告訴我，自己明顯感覺代謝變快了，因為小便增多，而且精神變好，小腹明顯變平坦了。

我建議她繼續保持良好的生活習慣，增加一些運動量，保持身體氣血的流通。

我要她按摩的穴位是：足三里、天樞穴，如果大家也有這種小腹肥胖、大腿根部肥胖的情況，不妨試一試。

❶ 足三里穴

- **取穴：**找到膝眼的凹陷處，四個手指併攏，將食指放在膝眼處，小指對應的地方就是足三里。

  或將大拇指與四指垂直，四指豎直，大拇指放在髕骨的上外緣，中指對應的地方就是足三里。

- **按摩：**按摩足三里穴時，通常會將食指和中指併攏來共同揉按，每次 200 ～ 300 下，順時針和逆時針交替進行。不拘時間，有空就按。

在按摩這個穴位時，如果時間長了感覺刺激不明顯了，可以用拳頭敲打兩側足三里穴。也可用艾條做艾灸，每週艾灸足三里穴位 1~2 次，每次灸 15~20 分鐘。艾灸時，應讓艾條的溫度稍高一點，使局部皮膚發紅，艾條緩慢沿足三里穴上下移動，以不燒傷局部皮膚為度。

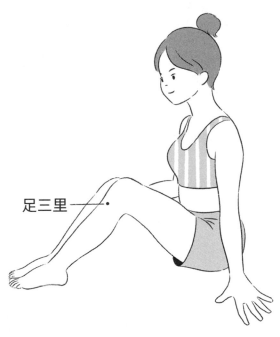

足三里

- **功效：**補中益氣，健脾袪濕，增強消化功能，加快排泄。

這個穴位是最方便、見效最快的健脾穴位，也是治療消化系統疾病、補益氣血的明星穴位。

❷ 天樞穴

- **取穴：**天樞穴在中腹部，肚臍左右兩寸，即併攏三指，從肚臍往左右三指寬的地方，就是天樞穴。

- **按摩：**平躺，用雙手拇指或中指按壓兩側天樞穴半分鐘，然後順時針方向按揉兩分鐘，以局部感到酸脹並向整個腹部發散為好。每天按揉 3～5 次。

- **功效：**主治一切大腸疾病，可以加快大腸蠕動，排泄宿便。

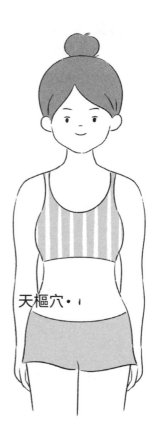

天樞穴·

什麼是黑胖胖？

✿ 黑胖胖形成的原因：體內血瘀重

有一種長得黑的人，不是真的皮膚黑，而是身體為血瘀體質、體內代謝差造成的，這種人抹再多的美白化妝品都無濟於事，但是只要活血化瘀就能變白。

除了膚色比一般人黑，大家會發現有許多人的頸部、臉部及關節周圍都會有色素沉澱，我把這類人叫作黑胖胖。

黑胖胖，男女均可見，但男性居多，而且他們大多數都是在中年以後開始發胖。其實，這也跟身體機能下降有一定的關係，是一個惡性循環，也就是瘀血在體內的時間久了，就會堵在血管裡，讓血液流動變慢，黏稠度增加，血脂偏高，血管變硬，再加上氣血虧虛，沒力氣推動血液運行，而代謝廢物的能力不足，又會加重瘀血的存在，從而導致自己越來越胖。

這類人大多都存在血液循環不良的問題，長久下來，容易出現三高，即高血壓、高血糖與高血脂。

黑胖胖是三種胖胖中問題相對嚴重的一種。

★ 導致血瘀的常見原因

1 外傷會導致血瘀

例如，身體摔傷、扭傷、磕碰導致血管破裂等因素，都會讓瘀血在體內形成。

2 手術會導致血瘀

做手術導致瘀血的情況也很多，如現在不少女性生孩子都是剖腹產，生產的過程本身就容易產生瘀血，但很多人不清楚，也沒有化瘀。

在臨床上，我比較喜歡推薦有外傷或手術史的女孩子，服用一些三七粉來祛除體內多餘的血瘀。大家可能知道有很多其他活血藥，比如桃仁、紅花等，但是一般的活血藥兼有破血作用，就是活血之後容易出血，但是三七粉卻能活血而不破血，且能起到活血而不留瘀的作用。

三七粉服用方法：取三七粉 1.5 克，開水沖服，每日 2 次，持續一週。

3 生氣會導致血瘀

很多人不知道，生氣會在體內產生血瘀。因為血是跟著氣走的，生氣的時候，肝氣鬱結在那裡，血也跟著走不動了。所以大家要經常保持好心情。

平時一碰撞後，立刻出現瘀青，
有可能體內已經形成瘀血了

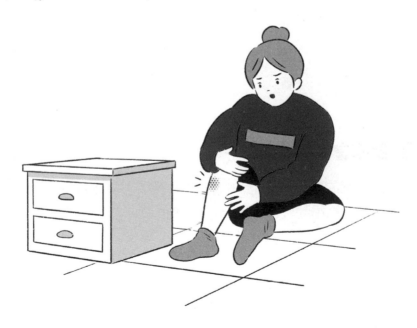

4 體虛會導致血瘀

從中醫的角度來講，血瘀是疾病發展到最後所形成的一種病理狀態，往往剛開始是虛、氣血不足，之後慢慢發展成身體有濕，時間久了發展成為痰。

痰比濕的濃度更高，更黏稠，如果不干預，進一步發展會形成瘀，就是我們說的痰瘀互阻，是很麻煩的問題。

痰瘀互阻不僅不容易解決，而且容易形成有形的病理產物，比如，腫瘤、結節、增生、囊腫，這些在中醫看來都是痰濕、血瘀在身體裡作怪。

所以，我們養生時，一定要在疾病發展初期就去干預，等到嚴重了再去治，就很難了。

建議大家每年除了做一次西醫體檢，還要每年去看一次中醫做一次中醫體檢，這樣會更加全面地瞭解我們的身體。

5 受寒會導致血瘀

溫度低的時候，你的血液流動會變緩，甚至凝住，若停留在體內某些特別細小的位置，則會形成瘀血。

如果把我們的血管比喻成一條河道，當水流很慢的時候，這條河裡面的垃圾會堆積得越來越多，排不出去，最後發腐、發臭，甚至堵塞河道，我們就會越來越胖。

❀ 黑胖胖的特徵

① 脖子周圍會發黑，臉部、關節周圍有色素沉澱

通常，黑胖胖臉部最明顯的瘀斑位置在眼周，此外，頸部、腋下、手指關節周圍，都有黑色素沉著。

西醫認為這是一種疾病，與內分泌紊亂有關，而中醫認為這就是血瘀證的表現，瘀血在脖子周圍沉積了，血液都堵在脖子周圍，顏色自然而然就變黑了。

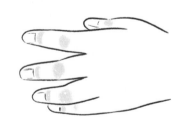

黑胖胖脖頸、關節總發黑，
是有瘀血在體內

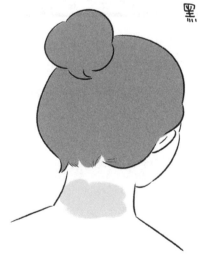

② 全身肥胖，伴有大肚子

黑胖胖通常全身壯胖，脂肪密度高，看起來結實，特別是腹部脂肪比較多，摸起來硬硬的。

③ 記憶力差，經常喉嚨乾，皮膚乾燥、粗糙

血瘀體質的人看起來比同年紀的人成熟、衰老，有些黑胖胖，明明是只有十五、六歲的孩子，看起來就像三十多歲一樣，顯得很成熟。因為血液循環不好，記憶力就差，喉嚨發乾，喝水也不解渴，皮膚的毛孔通常比較粗大。

④ 身體有些地方常常疼痛，比如腰痛、肩痛等

俗話說得好：「不通則痛，痛則不通。」說的就是瘀血。大家想想，我們的血管都被堵上了，血液流得肯定不順暢，根本無法滋養身體。大腦會透過疼痛給我們一個信號，告訴我們哪個地方有問題了。

而且，女性體內有了瘀血之後，經期就會出現痛經，嚴重的可能還會伴隨經少、經閉。

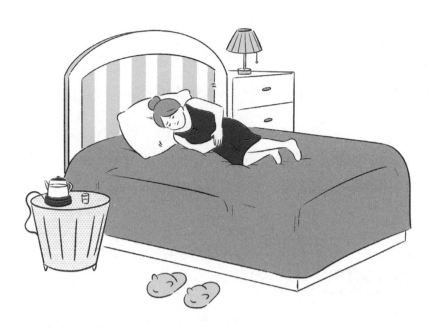

痛經可能不是因為喝了冰水，

而是體內有瘀血

⑤ 舌頭通常呈紫色且舌苔發白，或舌頭上有瘀斑

常見的舌象有兩種，一種是舌頭顏色是紫色的，舌苔發白，舌苔厚膩。

第二種舌頭可以看見瘀斑（點），舌頭上這種紅色小點，有的在舌尖，有的在舌兩側。

如果黑胖胖的舌頭伸出來能看見上面有青一塊、紫一塊的斑點，表示體內的瘀血比較嚴重了。

⑥ 白天沒精神

黑胖胖不像白胖胖晚上會失眠，他是能睡覺的，就是白天起來沒精神，睡久了也不解乏。

通俗點說，我們的血管被堵住了，而血液是用來交換氧氣和二氧化碳的，我們的血液流動一慢，氧氣輸送都不及時了，人怎麼還會有精神？

⑦ 血色比較暗

如果一個黑胖胖去抽血，我們會發現他的血色也是比較暗的，因為他身體裡的含氧量低，瘀血較多。

❀ 黑胖胖的體型：全身胖

我在臨床中常常見到這類人，從小喜歡吃油炸雞腿、薯片，喝可樂、冷飲，還不到 20 歲就全身型肥胖，而且臉色偏黑，看起來比同年紀的人成熟許多。還有一類人，喜歡喝帶氣的飲料，愛喝啤酒，吃東西油膩，所以腹部格外突出，容易形成大肚子的腹型肥胖。

黑胖胖自測表

- ☐ 你的臉色晦暗，皮膚偏黑嗎？

- ☐ 你容易有黑眼圈嗎？

- ☐ 你口唇顏色偏暗嗎？

- ☐ 你容易忘東忘西嗎？

- ☐ 你看起來比同年紀的人顯得成熟嗎？

- ☐ 你身體上有哪裡疼痛嗎？

- ☐ 你感覺身體疲累，白天沒精神嗎？

※ 如果大家體內存在瘀血，就可能有這些表現，
一旦有了這些信號，我們就要及時調理。

✿ 黑胖胖的調理方法

① 喝血府逐瘀湯

曾經有位 30 歲左右的女性來找我，想請我幫她調理身體。她來的時候是黑胖黑胖的，自訴體重 99 公斤，頭髮稀少且愛出油，月經量少、顏色黑，痛經十分嚴重，有時整夜都睡不著覺。

她說，自己基本上每天都運動，強度也不小，而且節食（基本不怎麼吃主食），卻怎麼也瘦不下來，把她給急壞了。我瞭解她的情況後，給她用補氣活血的湯藥加上穴位的治療，幾個月後瘦到 75 公斤，像是變了一個人。

她以前買的衣服完全不能穿了，而且皮膚還變好，沒有以前那麼黑，人也顯得年輕了。她特別高興，說：「沒想到減肥的同時還能美白！」

在臨床中遇到像這種血瘀型黑胖胖，我非常喜歡用血府逐瘀湯。

血府逐瘀湯是清朝王清任所創的一個處方，出自《醫林改錯》，具有活血化瘀、行氣止痛之功效。這個方子為四逆散合上四物湯。四逆散是散胸腔鬱積之氣的，四物湯可以補血。服用此方既可以行氣，還可以補血、活血。

方中的桃仁可破血行滯而潤燥；紅花活血祛瘀以止痛；赤芍、

川芎輔助活血祛瘀；牛膝活血通經，祛瘀止痛，引血下行；生地、當歸養血益陰，清熱活血；桔梗、枳殼，寬胸行氣；柴胡疏肝解鬱，與桔梗、枳殼同用，尤善理氣行滯，使氣行則血行；甘草調和諸藥。合而用之，使血活瘀化氣行，對於調理黑胖胖的代謝紊亂、內分泌紊亂，有很好的改善效果。

血府逐瘀湯

材料
桃仁 12 克、紅花 9 克、當歸 9 克、生地黃 9 克、牛膝 9 克、川芎 4.5 克、桔梗 4.5 克、赤芍 6 克、枳殼 6 克、甘草 6 克、柴胡 3 克

用法
用水煎服

小叮嚀
如果屬於明顯的虛證，而且還沒有形成明顯的血瘀證的時候，不適合服用此湯劑，否則容易傷正氣。

---

② 常按活血養血穴位

黑胖胖減肥，需要配合活血化瘀、打通脂肪排泄通路，使脂肪能夠順暢排出體外，才容易減肥成功。

給大家介紹幾個非常好用的活血養血穴位，大家不妨在家裡試一試，不僅可以減肥，還可以調節內分泌，發揮美白的效果。

❶ 三陰交穴

三陰交穴是三條陰經彙集點，也就是肝、脾、腎經同時路過的地方，按這一個穴位就相當於把這三臟均疏通調理了。脾統血，肝藏血，因此，三陰交可以調和氣血，利水消腫減肥。

取穴方法　　正坐屈膝成直角，除大拇指外，其他四個手指併攏，橫著放在足內踝尖（腳內側內踝骨最高的地方）上方，小腿中線與手指的交叉點就是三陰交穴。

按摩方法　　最好選擇每天上午十一點左右，用中指或大拇指指腹按揉左右小腿內側的此穴位，各 20 分鐘，可以排體內濕氣、濁氣，並對女性月經紊亂、男性內分泌不調均有改善。

艾灸方法　　用艾條灸 10~20 分鐘，以溫熱為度。

❷ 血海穴

俗話說，補血找血海，補氣找氣海。血海穴屬於脾經，是足太陰脈氣所聚集處，如同氣血歸集之海，所以穴名「血海」，按摩此穴能治所有與血有關的疾病，有補血活血的作用。

將自己的腿繃直，在膝蓋內側會出現一個凹陷處，凹陷上方有一塊隆起的肌肉，肌肉頂端為血海穴。

每天點揉兩側血海穴 3~5 分鐘，能感到穴位處有酸脹感即可，以輕柔為原則。每天上午 9~11 點的刺激效果最好，因為這個時段是脾經當令，脾經經氣旺盛，人體陽氣呈上升趨勢，所以按揉能發揮很好的活血效果。

用艾條灸 30 分鐘左右，以溫熱為度。

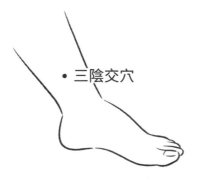
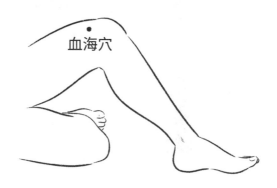

• 三陰交穴

血海穴

艾灸三陰交、血海穴，
可以補血活血，面若桃花

❸ 天樞穴

天樞穴屬於大腸經，可以理氣止痛，活血散瘀，有促進大腸蠕動的作用，可治療消化不良、便祕、腹脹、噁心等症狀，並達到減肥效果。

取穴方法　天樞穴在中腹部，肚臍左右兩寸，即併攏三指，從肚臍往左右三指寬的地方，就是天樞穴。（穴位圖見 198 頁）

按摩方法　可以用掌根按揉天樞穴，也可以以肚臍為中心，經常畫圓，這種按摩叫作「摩扶法」，也是最常用的減肥按摩手法。或採用大拇指按揉的方法，力度稍大，以產生酸脹感為佳，每次 3~5 分鐘，每日 1~2 次。

艾灸方法　用艾條灸 10~15 分鐘。

❹ 大椎穴

大椎穴屬於督脈，可以益氣壯陽，促進氣血循環。

取穴方法

取穴時正坐低頭，該穴位於人體的頸部下端，第七頸椎棘突下凹陷處。（穴位圖見 198 頁）

按摩方法

用手指點按揉法，找到穴位後可以用雙側中指交替按揉，每次 3~5 分鐘，讓穴位變紅稍發熱即可。每天上午按揉效果最佳。

艾灸方法

艾條灸 10~15 分鐘。

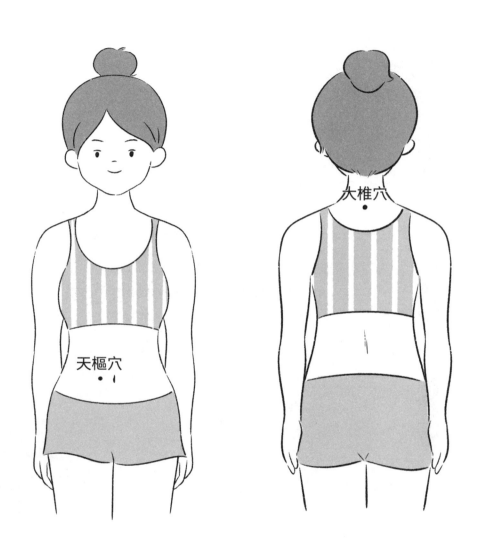

艾灸天樞、大椎穴，
可以促進血液循環，加速排出體內毒素

③ 喝四味降脂茶

給大家分享一個醫者私家珍藏的降脂配方：四味降脂茶，這個代茶飲不僅口感佳，顏值也很高，泡出來是紅色的。

從中醫角度講，紅色入心，本身就可以活血，對於調理黑胖胖有非常不錯的效果。

這個配方在臨床經歷了多例患者的實踐，可以明顯減小腰圍及減輕體重，而且對於高脂血症有改善作用，這四味藥都是藥食同源的食材，比較安全有效。

藏紅花屬於名貴藥材，是活血佳品，還可以抗衰老，延緩動脈粥樣硬化；荷葉消脂減肥；陳皮醒脾化濕；紅麴可以健脾消食。據

四味降脂茶

材料
藏紅花 5~6 根、荷葉 3 克、紅麴米 3 克、陳皮 6 克

用法
將以上四味食材用紗布袋裝起來，每天用開水沖泡 1~2 包，代茶飲用。

小叮嚀
如果沒有明顯的血瘀證，沒有血脂高的現象，不必長時間飲用，以防造成胃部不適。

說元朝時期，曾有一李姓人家做的紅燒肉色香俱佳，而且怎麼吃也不覺得油膩，多年後李家人公開了吃紅燒肉不胖的祕密在於紅麴。紅麴還可活血化瘀，現代研究表明紅麴可以有效降低血脂，是天然的降脂藥。

④ 活血減脂泡腳方

腳上有許多穴位，透過溫水泡腳刺激穴位，可以加速血液循環，增加新陳代謝，使體內毒素及時排出，達到減肥的目的。

我有一個患者是地鐵司機，因為常年生活不規律，而且運動很少，加上吃得比較多，不控制，導致體重越來越重，他來找我的時候已經將近 200 公斤。他的皮膚比較黑，易出油，是典型的黑胖胖，而且屬於陽虛發展出來的血瘀，舌頭顏色淡紫，胖大，舌苔是白膩苔，大便不成形。因為太胖，血脂也高，身體沉重，沒有辦法再工作，只能休假在家。

我給他辨證屬於黑胖胖，於是給他針灸的同時，讓他用一個活血減脂方，每天持續泡腳，一個月後他的體重減了 15 公斤。他非常高興，皮膚變得比之前白了，人也年輕、有精神了。

這個方子加入丹參、紅花等直接活血；艾葉、附子溫陽，陳皮行氣間接活血，山萸肉可以滋養肝腎，保護血管。整方具有活血通經絡的作用，對黑胖胖很有好處，經常用此方泡腳，除了可以緩解疲勞之外，還能促進血液循環等，達到溫陽、活血、減脂的目的。

活血減脂泡腳方

材料

丹參 30 克、紅花 20 克、艾葉 20 克、附子 10 克、陳皮 30 克、山萸肉 20 克、蘇木 10 克、牛膝 10 克

用法

把上述中藥放在紗布袋包好，放在鍋裡用清水煮沸，大約煮 20 分鐘後，使中藥成分充分發揮出來後，放在洗腳桶裡。

小叮嚀

①每日泡腳最多 30 分鐘，水溫不宜過高。

②有嚴重心臟病及糖尿病的人不宜用過高水溫長期泡腳。

⑤ 喝瘦身補血雞湯

在此方中，當歸活血補血，桃仁、紅花活血，黨參益氣，特別適合那些氣血不足、有血瘀症狀的黑胖胖們。

瘦身補血雞湯

材料

當歸 6 克、桃仁 3 克、紅花 3 克、黨參 6 克、雞 1 隻

用法

先將雞肉用熱水汆燙一下，除去血沫，然後將藥材與雞肉放入鍋中，加清水煲湯，適當調味即可。

小叮嚀

女性月經期間不宜服用。

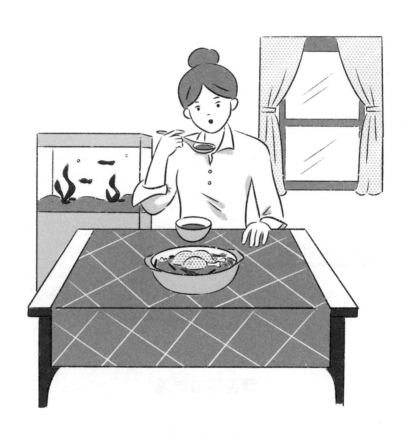

常喝瘦身補血雞湯，
讓你變瘦變美

✿ 適合黑胖胖的經絡操

　　黑胖胖的主要肥胖原因，是體內的瘀血阻礙了營養的輸送，影響了廢物的排泄。調理方法主要是要活血化瘀，只要體內的管道都通了，不堵了，也就從根源上解決了肥胖。

　　給大家推薦「中華通絡操」中的「十指花開通氣血」和「劍指踢腿疏肝經」兩式，這兩個動作能夠很好地通暢身體的經絡。

　　「十指花開通氣血」主要運動的是我們的上肢，手指與手腕部。中醫講，體內氣血的運行通道主要是經絡，第一個動作主要疏通了手部的六條經絡，尤其是在活動手腕的同時，刺激了腕部的穴位。

　　針灸中有「井、滎、輸、經、合」五腧穴的理論，手腕部就有其中的一類穴位，叫作輸穴。《黃帝內經》中說「所注為輸」，說的就是這個位置，是體內經氣進行轉輸的地方，就像入海口一樣，氣血由弱變強。只要疏通了這裡，就能使氣血流通更加順暢，瘀血也就不攻自破了。

　　「劍指踢腿疏肝經」主要是依靠劍指和踢腿刺激經絡，達到活血疏肝的目的。中醫裡的肝主管疏泄，其中就包括了調暢氣機和調暢情志這兩個作用。不僅如此，肝還是貯藏血液和調節血流量的地方，所以一定要保證肝氣的順暢，不然身體裡的瘀血就會越來越嚴重。

十指花開通氣血

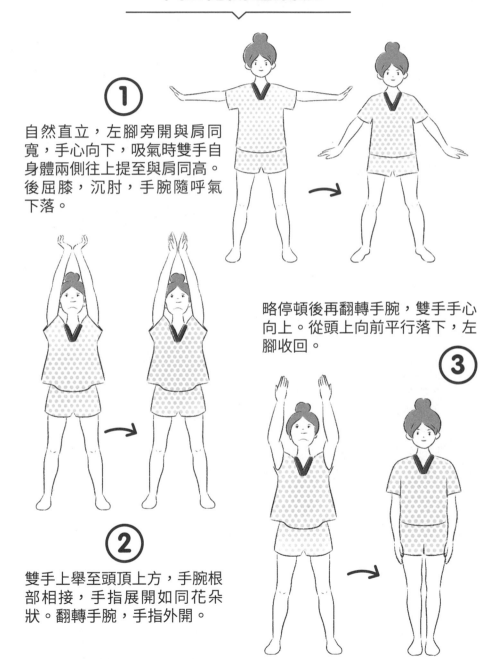

① 自然直立，左腳旁開與肩同寬，手心向下，吸氣時雙手自身體兩側往上提至與肩同高。後屈膝，沉肘，手腕隨呼氣下落。

略停頓後再翻轉手腕，雙手手心向上。從頭上向前平行落下，左腳收回。

③

② 雙手上舉至頭頂上方，手腕根部相接，手指展開如同花朵狀。翻轉手腕，手指外開。

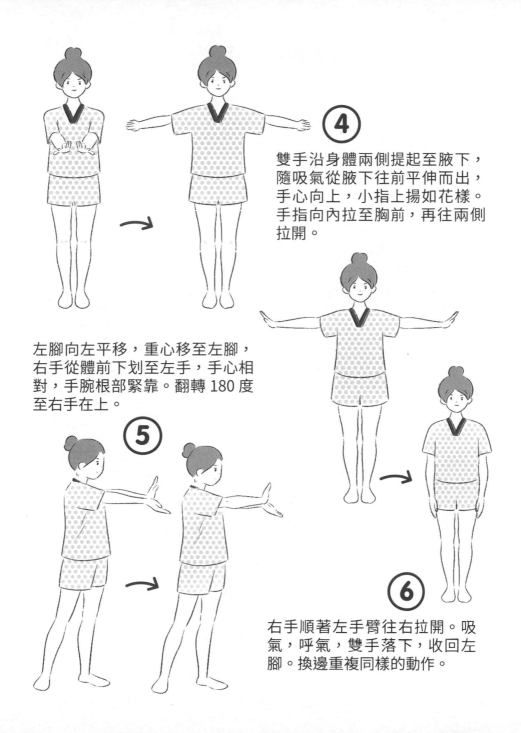

④

雙手沿身體兩側提起至腋下，
隨吸氣從腋下往前平伸而出，
手心向上，小指上揚如花樣。
手指向內拉至胸前，再往兩側
拉開。

左腳向左平移，重心移至左腳，
右手從體前下划至左手，手心相
對，手腕根部緊靠。翻轉 180 度
至右手在上。

⑤

⑥

右手順著左手臂往右拉開。吸
氣，呼氣，雙手落下，收回左
腳。換邊重複同樣的動作。

劍指踢腿疏肝經

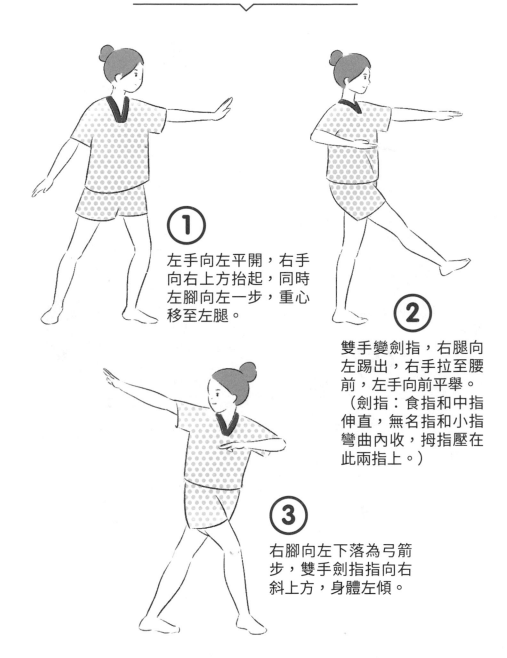

① 左手向左平開，右手向右上方抬起，同時左腳向左一步，重心移至左腿。

② 雙手變劍指，右腿向左踢出，右手拉至腰前，左手向前平舉。（劍指：食指和中指伸直，無名指和小指彎曲內收，拇指壓在此兩指上。）

③ 右腳向左下落為弓箭步，雙手劍指指向右斜上方，身體左傾。

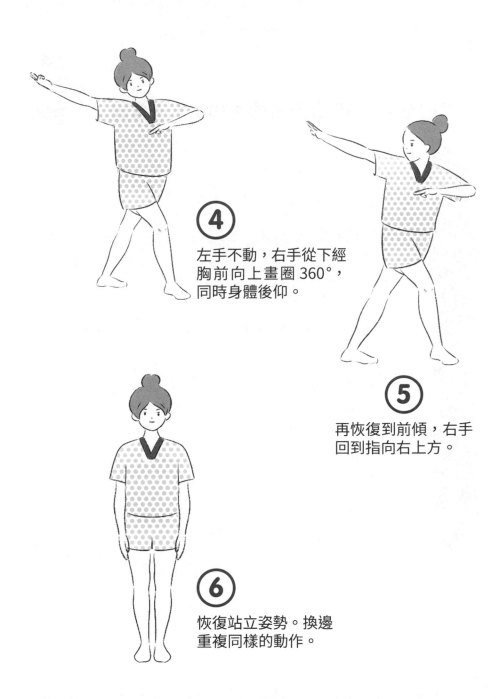

④

左手不動，右手從下經
胸前向上畫圈 360°，
同時身體後仰。

⑤

再恢復到前傾，右手
回到指向右上方。

⑥

恢復站立姿勢。換邊
重複同樣的動作。

✿ 給黑胖胖的一日三餐食譜

標準體重 45~55 公斤者的 1200 大卡食譜

早餐	菜餚	醋溜高麗菜（高麗菜 80 克）
	蛋類	水煮蛋（雞蛋 1 顆）
	主食	玫瑰雜糧漿（乾玫瑰花 5 朵、紅米 20 克、糙米 20 克、核桃 5 克磨碎破壁）
	奶類	牛奶（150 毫升）
	點心	山楂菊花茶（300 毫升）（山楂 3 克、菊花 1 克）
午餐	菜餚	❶ 蒜泥紅莧菜（莧菜 80 克） ❷ 洋蔥燒雞肉丁（洋蔥 80 克、雞胸肉 35 克） ❸ 海帶拌金針菇 　（水發海帶 50 克、金針菇 20、紅椒 10 克）
	主食	藜麥黑豆飯（藜麥 20 克、白米 20 克、黑豆 10 克）
	點心	蘋果（100 克）
晚餐	菜餚	❶ 清炒小油菜（油菜 80 克） ❷ 芹菜拌黑木耳（西洋芹 50 克、水發黑木耳 20 克） ❸ 番茄烏魚片（番茄 70 克、烏魚 50 克）
	主食	燕麥小米飯（燕麥 20 克、小米 10 克、白米 10 克）

（備註：全天用油 20 克、鹽 6 克。）

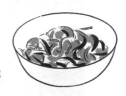

標準體重 55~60 公斤者的 1400 大卡食譜

早餐	菜餚	番茄雞蛋麵（乾蕎麥麵條 40 克、雞蛋一顆、青江菜 30 克、番茄 80 克）
	奶類	純牛奶（150 毫升）
	點心	山楂陳皮飲（300 毫升）（乾山楂 5 克、陳皮 3 克）
午餐	菜餚	❶ 韭菜炒綠豆芽（韭菜 80 克、綠豆芽 20 克） ❷ 熟地當歸雞湯 　　（當歸 5 克、熟地 5 克、烏雞 70 克、蓮藕 150 克） ❸ 素炒三絲 　　（白蘿蔔 100 克、紅椒 20 克、紫高麗菜絲 20 克）
	主食	蒸山藥（250 克）
	點心	櫻桃（150 克）
晚餐	菜餚	❶ 芹菜燒豆腐（西洋芹 80 克、老豆腐 100 克） ❷ 果蔬沙拉（紫高麗菜 50 克、小番茄 20 克、美生菜 20 克、腰果 8 克） ❸ 清炒蝦仁（蝦仁 100 克、黃瓜 100 克）
	主食	黑米飯（黑米 30 克、白米 20 克）

（備註：全天用油 20 克、鹽 6 克。）

標準體重 60~70 公斤者的 1600 大卡食譜

早餐	菜餚	醋拌黃瓜（黃瓜 100 克、水發黑木耳 20 克、花生米 12 克、醋適量）
	蛋類	香蔥蒸雞蛋（香蔥 10 克、雞蛋 1 顆）
	主食	黑米黑豆粥（黑米 25 克、黑豆 15 克、白米 10 克）
	奶類	純牛奶（250 毫升）
	點心	玫瑰枸杞茶（300 毫升）（乾玫瑰 1 克、枸杞 5 克）
午餐	菜餚	❶ 清炒花椰菜（花椰菜 100 克） ❷ 菠菜豬血湯（菠菜 50 克、豬血 150 克） ❸ 涼拌手撕杏鮑菇 　　（杏鮑菇 100 克、胡椒粉少許、醋少許）
	主食	白米紅豆飯（白米 50 克、紅豆 25 克）
	點心	李子（200 克）
晚餐	菜餚	❶ 醬澆秋葵（秋葵 80 克、白芝麻少許） ❷ 蒜蓉青花菜（青花菜 100 克、胡蘿蔔 20 克） ❸ 山楂燉牛肉 　　（牛肉 80 克、乾山楂 5 克、白蘿蔔 150 克）
	主食	黑米紅棗飯（黑米 25 克、白米 20 克、紅棗 10 克）

（備註：全天用油 20 克、鹽 6 克。）

標準體重 70~80 公斤者的 1800 大卡食譜

早餐	菜餚	熱拌五彩絲（泡發黑木耳 20 克、金針菇 20 克、紫高麗菜 50 克、黃瓜絲 30 克、洋蔥絲 50 克）
	蛋類	煎雞蛋（1 顆）
	主食	玉米饅頭（100 克）
	奶類	無糖優酪乳（130 毫升）
	點心	山楂蘋果茶（300 毫升）（山楂 5 克、蘋果 50 克） 花生（15 克）
午餐	菜餚	❶ 蒜泥空心菜（空心菜 200 克） ❷ 滷牛肉（牛肉 80 克，蔥、薑、香葉、八角、桂皮適量） ❸ 番茄燒豆腐（番茄 200 克、板豆腐 100 克）
	主食	糙米紅豆飯（糙米 45 克、紅豆 15 克、白米 15 克）
	點心	紅火龍果（150 克）
晚餐	菜餚	❶ 醋溜白菜（白菜 100 克、紅椒 20 克） ❷ 冬瓜蝦米（冬瓜 200 克、蟲草花 50 克、蝦米 50 克） ❸ 香煎鱈魚（鱈魚 80 克、胡椒粉少許）
	主食	蕎麥小米飯（蕎麥 25 克、小米 20 克、白米 20 克）

（備註：全天用油 20 克、鹽 6 克。）

Dr. 董的提醒

❶ 每種點心茶都可以根據自己的體質在相對應的食譜替換。

❷ 不可多吃的食物：芋頭、地瓜、蠶豆、鴨肉、梨、西瓜、香蕉等。

❸ 藥食同源食材，如當歸、熟地、三七（田七）、山楂、玫瑰，只能用在相對應體質的食譜，不可替換。

專欄 4
什麼是「血」？
什麼是「瘀」？

在說瘀之前，先跟大家說說耳熟能詳的「血」吧。這個「血」和前面說的「氣」，在概念上是一樣的，都是構成人體和維持人體生命活動的基本物質之一。

大家想想前面說的汽油，其實就能明白了，開車不能沒有汽油，跟人的身體不能沒有血是一樣的。

中醫說的「血」比西醫說的「血液」範圍更廣，不特指紅細胞、白細胞、血小板這類看得見的有形物質，而是泛指能夠濡養機體、臟腑的物質。

中醫所言的血虛，更注重血的功能，主要是透過臨床表現來診斷，是對頭暈眼花、手腳發麻、臉色蒼白和萎黃、婦女月經量少、心悸失眠、閉經等一系列症狀的總概括，未必有血象的異常。西醫說的貧血，則是指外周血液中血紅細胞容量減少，可以透過驗血結果中血紅蛋白的量來診斷。

說完了「血」，這個「瘀」也就好理解了。平時大家聽到這個詞，基本上都在一些廣告中，幫我們活血化瘀一類的。其實瘀的意思就是血流不順暢了，像有的心肌梗塞、腦梗塞的人，為什麼會梗塞呢？就是血管裡血液流得慢了，沖不走一些髒東西，就和血液慢慢融合了。我們平時說的動脈粥狀硬化就是這麼一回事，然後結合得越來越多，將血管堵死了，就成了心肌梗塞、腦梗塞。

此外，中醫還稱瘀為「離經之血」，什麼意思呢？其實這個也比較簡單，平時我們如果摔傷了，腿上、手臂上青一塊紫一塊的，這個就是瘀。還有，女性每個月的生理期，那個也是離經之血，但是我們排出去的，有的時候多，有的時候少，有的時候還有結塊，但不管怎樣，都是不好的東西。

剛才說的黑胖胖，之所以男性多發，其中一個原因是女性有月經現象，這也是一種自我「排毒」啊！

你是哪種胖胖？

前面介紹了三個胖胖類型，這裡總結了一個表格，方便大家區分三種胖胖！

大家以後可以用這個表格來跟自己出現的症狀進行對照，看看自己屬於哪一類，就可以「對症下藥」了。

雖然我們把肥胖分成三大類——白胖胖、黃胖胖、黑胖胖，其中，黃胖胖又分為三小類，但人是一個複雜的整體，不是說一個人體內有陽虛體寒，就只有陽虛體寒，沒有濕，沒有血瘀，不是這樣的，它只是以其中一個為主。我們治療的時候也是有主有次，比如對白胖胖，我們會以溫陽化氣為主，再少量加一些祛濕方法；如果是對黃胖胖，我們是以祛濕為主，少量地補氣……

所以，我們周圍的胖胖，你說他有濕是正確的，說他陽虛也是正確的，但要分清主次。

快速區分三種胖胖

	白胖胖	黃胖胖	黑胖胖
舌／舌苔	胖大、色淡	齒痕、苔黃厚膩	瘀斑（點）
口味	口淡	口苦口乾	口氣重
皮膚	慘白	膚色萎黃，髮油、長痘子	膚色黑，乾燥、不光潔
全身狀況	乏力、易出汗、怕熱、浮腫	食慾旺盛、脫髮、皮炎、濕疹	黑眼圈、色素沉積、疼痛
大便	排便困難，使不上勁	便祕，或者大便黏馬桶	大便較黏膩，或不成形

Part 5

肥胖的併發症狀

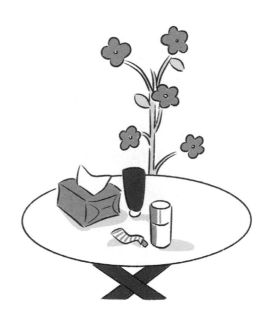

✿ 脖頸發黑

　　我有一個患者，脖頸、眼周、腋窩的位置都是黑的，怎麼洗也洗不乾淨，我建議他檢查血糖和胰島素，檢查結果顯示血糖和胰島素數值都升高，這把他嚇壞了。

　　其實這種色素沉澱在醫學上叫作「黑棘皮」，是一種表現在皮膚上的代謝性疾病，通常位於皮膚皺褶處，如頸部、腋窩、前額和肘前窩等處，有的還會伴有局部皮膚增厚，以頸部最為常見。良性黑棘皮病最常見於肥胖和胰島素阻抗的人，需要積極控制體重，降低糖尿病風險。此外，雄性荷爾蒙過高、多囊卵巢症候群、多毛症等內分泌疾病，也可能導致頸部色素沉澱。

　　不過，並非所有的黑棘皮都伴有代謝異常，我還見過假性黑棘皮，一個20歲的小姐，因為眼圈、頸部、腋下皮膚發黑來看病，她檢查了血糖、血脂、荷爾蒙都沒有發現異常，她因學習壓力大，勞累後出現皮膚顏色加深的現象，比之前嚴重，並且臉部出現痤瘡，非常影響美觀。我們採用中藥治療，我給她推薦了一個方子，她喝了兩個月，皮膚發黑處明顯變白，痤瘡也比之前好轉。

　　我的建議第一是適當運動，體型肥胖的人從體質上講屬於「偏陰質」。中醫講：「動則陽氣升」，人體陽氣可以類比自然界的太陽，太陽出來冰雪消融，運動之後，人體痰濁、瘀血這些屬陰的邪氣也會消除。

除了運動，平時肥胖、色素沉澱、伴有怕冷的人，可以使用溫經活血祛痰的藥物，幫助機體祛除邪氣。

★ 多喝茯苓桂枝湯

曾經有一個 18 歲的女性，身高 162 公分，體重達 70 公斤，臉色發暗，頸部色素沉著明顯，腹部壅滿，雙下肢尤以膝關節以上粗壯，無水腫，脈象沉緩有力，舌胖大，苔厚膩。食慾良好，平時稍微運動後還有氣短的現象。月經不規律，量少色暗。

我給她針灸的同時，推薦她喝茯苓桂枝湯，兩個月後複診，體重降至 55 公斤，且頸部顏色明顯變淺。

茯苓桂枝湯

材料
茯苓 10 克、桂枝 10 克、白朮 15 克、生山楂 10 克

用法
將水煮開沖泡此方，5 分鐘後可以飲用。

小叮嚀
這個小方子來自臨床報導經驗方，曾有人服用此加減方，六個月體重下降 34 公斤。

✿ 經常胸悶氣短

曾經有一位女性患者，32 歲。過來就診時，體型肥胖，並伴有胸悶、氣喘，而且活動及情緒激動後會加重，舌頭較胖大，舌苔稍微白膩，脈細。我建議她用此方回家持續泡腳，一個月後胸悶症狀明顯好轉，體重也掉了 3 公斤。

方中紫蘇有發汗解表、理氣寬中的作用，對肥胖患者氣不順的症狀有很好的作用。石菖蒲能辟穢開竅，宣氣逐痰，對肥胖患者因痰濕中阻而引起的胸悶、氣短效果較佳。澤瀉具有利水滲濕、瀉熱、化濁降脂的功效。現代研究表明，澤瀉還具有降血脂、抗動脈粥狀硬化等作用，有助於消腫減肥。

透過臨床觀察顯示，多數患者用此方後，胸悶、氣短等症狀明顯緩解，且年齡愈小效果愈佳。

紫蘇葉菖蒲湯

材料
紫蘇葉 20 克、石菖蒲 20 克、澤瀉 15 克

用法
將以上三味藥用紗布包好後放在鍋中煎煮 30 分鐘，倒入洗腳盆，放至溫熱再泡腳。

小叮嚀
剛開始可每日泡 30 分鐘左右，一週後可以隔日泡一次，持續一個月。

✿ 有腫眼泡

經常有找我減肥的人問我:「醫師,我怎麼總是早上起來眼睛腫,頭還暈暈沉沉,就是懶得起床,要是起來活動活動,能稍有減輕?」

中醫稱上下眼瞼為「肉輪」,眼瞼浮腫責之於脾,當脾胃虛弱,不能將水液有效地代謝時,就會出現前面那位患者描述的情況。

胖人多伴有脾胃虛弱,加之缺少運動、熬夜、吃宵夜、喜食冷飲,以及一些不易消化的肉類等,不但增加了胃腸道的負擔,更使得脾胃功能愈發虛弱。脾虛,有水液代謝障礙的人,身體就好似一個儲水槽,當晚上睡覺的時候,水是均勻分布的,由於眼瞼部位的皮下組織疏鬆,早上起來眼泡就水汪汪的;而當身體站起來,水就往下走了,腫眼泡就會好一些,同時有可能引起下肢及腳面浮腫,而且全身多處於困乏慵懶的狀態,甚至還有腹脹不易消化、大便溏等症狀。

✦ 喝黑咖啡加肉桂粉

最近黑咖啡成了許多健身減肥愛好者的寵兒,因為不但能品味咖啡原始的濃香,還具有抗氧化、保護肝臟、提高代謝的作用,在健身運動前喝上一杯,不但可以補充體能,還能幫助脂肪較快速地分解,可謂是減肥的助力棒。若要在運動減肥的同時,更有效地祛

除體內濕邪，加入一點肉桂粉就可以發揮事半功倍的效果。

　　為什麼呢？想想雨後地面上的水，天氣陰涼的話，地面就不容易乾，而當太陽一出來，地面的水就乾得非常快了，那麼這時肉桂粉就成了你身體裡的小太陽。肉桂性溫，補火助陽，散寒止痛，而且又有調節胰島素、輔助降血糖的功效。

　　應該注意的是，黑咖啡本身的味道很苦，想要減肥的人可以加入適量的牛奶，但絕對不可以加入糖甚至奶精調味，那樣不是減肥而是增肥！而且，平常體質易上火，經常口腔潰瘍的人以及孕婦，不建議喝加肉桂的黑咖啡。

★ 常點陷谷、腎俞穴

　　我們的臉部分布著一條人體氣血最為旺盛的經絡——足陽明胃經。當我們晚上吃了很多水果、宵夜，再加上熬夜，胃腸道不能按時休息的時候，就會出現經絡阻塞不通，進而臉部水腫及腫眼泡的症狀。

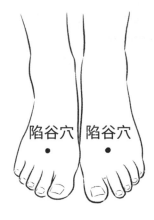

腫眼泡不用急，
按陷谷穴就能消

陷谷穴　陷谷穴

❶ 陷谷穴

取穴方法

　　陷谷穴位於足背部，第二、三腳趾根結合部後方凹陷處。

按摩方法

　　用拇指或中指，順時針按揉陷谷穴 2 分鐘，局部有酸脹感為度。

　　陷谷穴為胃經經水聚集之處，胃經行於臉部眼瞼周圍，按摩此穴即有改善腫眼泡的功效。

❷ 腎俞穴

取穴方法

　　腎俞穴位置在腰部，與肚臍同一水平線的脊椎左右兩邊雙指寬處。（位置圖見 224 頁）

按摩方法

　　取站位，兩掌對搓，將掌心搓熱後，貼於腎俞穴上，上下摩擦 1 分鐘，局部皮膚有溫熱感為宜。早晚各一次。

摩擦腎俞穴可以補充身體的陽氣，此法是在給身體加溫，太陽出來了，水液蒸發的速度自然就變快了，故可有效改善腫眼泡，以及失眠、腰膝酸冷、夜尿頻、黑眼圈等症狀。

一旦出現腫眼泡的症狀，還應與一些其他疾病相辨別，比如甲狀腺功能減退、腎臟疾病及眼周局部脂肪原因造成的腫眼泡，治療原發病以緩解症狀。

此外，如果當天進食大量很鹹或是含鈉較多的食物，引起口渴而飲水量大，第二天也會出現眼泡的浮腫。食入大量的糖，也會導致身體的炎症反應而出現腫眼泡。

還有一些人在吃全麥麵包的第二天出現腫眼泡，可能是對麥麩產生了過敏反應。所以，一旦出現腫眼泡，可不能一概而論。

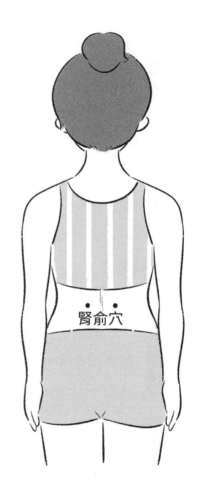

腎俞穴

✿ 情緒不佳

✦ 多喝二花薄荷茶

玫瑰花有理氣和血、疏肝解鬱的作用，如肝氣鬱滯引起的胃痛胃脹、月經不調，最適合飲用；槐花具有清肝瀉火的功效，現代研究顯示，槐花還具有降血脂、抗氧化、抗焦慮等作用；薄荷可以疏肝理氣。

三味藥放在一起泡茶飲用，可以疏肝理氣，讓心情舒暢，抑制肝火，調解代謝，從而達到減肥的目的。

此茶飲尤其適合春天飲用。

二花薄荷茶

材料
玫瑰花 5 克、槐花 5 克、薄荷 5 克

用法
將上述原料用水洗淨，放入保溫杯裡，加入開水進行沖泡，代茶飲即可。也可將原料放入養生壺內煮沸，味道更濃厚。

小叮嚀
此茶稍寒涼，只適合有肝火、胃火之人飲用，如果胃寒則不適合。

✦ 搓揉脅肋，疏肝解氣、減肥

　　將手掌置於身體兩側肋骨最下緣的位置，沿著圖示方向快速摩擦，每次 3~5 分鐘，每天早晚各一次。

　　此處有章門和期門二穴，具有很好的疏肝理氣之功。

　　按摩之後，會出現局部放鬆感、打嗝、排氣、發熱、心情舒暢等感覺。

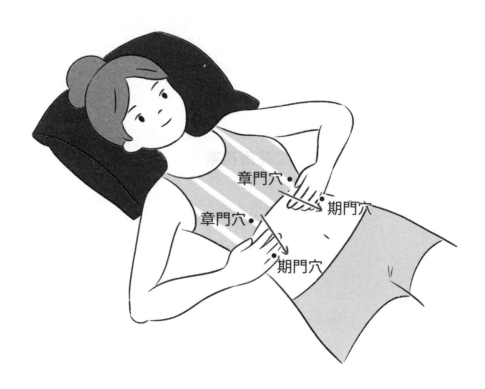

Part 6

懷孕前的減肥
小妙招

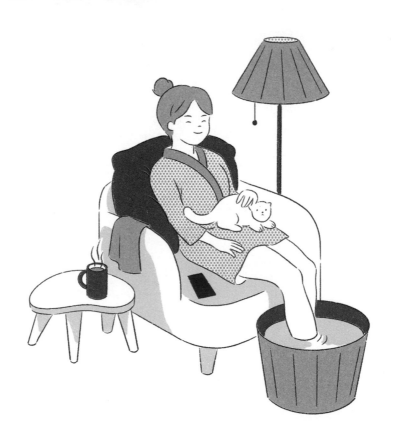

有許多肥胖女性來找我，說想在懷孕前調理身體，這些人大多伴有月經不規律、痤瘡等問題，我的第一條建議就是減肥。

懷孕前減肥有什麼好處呢？

從我的臨床觀察來看，肥胖是會遺傳的，如果父母一方肥胖，孩子肥胖的機率有五成。如果父母雙方都肥胖，孩子肥胖的機率則高達七成。

所以，在準備懷孕期間減肥，可以減少未來寶寶肥胖、罹患代謝性疾病的風險。

其次，肥胖與月經不規律相互影響，大家一定都聽過多囊性卵巢症候群，內分泌狀況不佳，不容易懷孕，就算懷孕也很難維持到寶寶出生。

因此，想要懷孕，減肥是第一步。我見到很多肥胖女性，體重下來了，不用其他干預措施就可以自然懷孕，最後生出健康寶寶。

減肥需要運動、飲食、生活起居等多方面管理，此外，可以配合一點小茶飲。

❀ 喝紅麴陳皮活血代茶飲，活血化瘀

　　陳皮是「廣東三寶」之首，慈禧太后曾欽點為貢品，與山楂、荷葉共同發揮理氣健脾、燥濕袪痰的作用。

　　紅麴可以活血消脂，女子以血為本，舊血去，才能新血生，氣血通暢才是迎接寶寶的最好狀態。

　　這個小方子適用於體型偏胖，平時月經量少的女性。其實月經量少本身不算病，如果少於之前月經量的一半或者每次月經都不能濕透一片衛生棉，就需要多加注意，這個時候可以檢查女性荷爾蒙、做婦科超音波，排除一些器質性問題。

　　月經量少在一定層面上也反映了體內氣血運行不通暢，服用這個小方子可以解決這個問題。

紅麴陳皮活血代茶飲

材料
紅麴 5 克、生山楂 5 克、荷葉 5 克、陳皮 5 克

用法
將上述藥材用開水沖泡，5 分鐘後可以飲用。

小叮嚀
①此方在準備懷孕的期間可以服用，因紅麴、山楂活血，懷孕之後謹慎服用！
②可以配合每日以大拇指單指推足三里穴 100 次，輔助健脾，效果更佳。

✿ 喝梅花荷葉疏肝飲，疏肝解鬱

山楂、荷葉是前面提到的祛濕減肥基本組合，梅花和玫瑰花可以疏肝解鬱，調理氣血。

中醫認為，女子以肝為先天，肝對女子的作用很大，可以疏通暢達全身氣機，推動血液運行，調節排卵與月經來潮。

簡單來說，如果你出現了乳房脹痛、兩脅疼痛、喜歡嘆氣、容易情緒不好，並且伴有月經錯後或痛經，那可能是肝的疏泄功能出現了問題。

花類藥物芳香提神，不妨回憶一下，出門賞花時是不是覺得心曠神怡？

梅花、玫瑰花能發揮疏肝理氣的作用，我經常向情緒不好的小姐推薦這個小方子，迴響很好，不僅乳房脹痛可以得到改善，有的人還反映色斑也消退了。

梅花荷葉疏肝飲

材料
梅花 5 克、玫瑰花 5 克、山楂 5 克、荷葉 5 克

用法
將上述藥材用開水沖泡，5 分鐘後可以飲用。

小叮嚀
此方僅在準備懷孕期間服用，懷孕後要停止服用，胃酸過多的人則要去掉山楂。

✿ 食用香附茯苓疏肝藥膳，調理氣血

除了肝，脾對女性也很重要。

脾是人體的動力來源，有了能量，機器才能好好工作，機器運轉正常，我們才能順利迎接新生命的到來。

脾與肝關係密切，「氣飽了」這個詞大家一定都聽過，所以如果出現了不想吃飯，飯後肚子脹，伴體型肥胖慵懶，大便稀，或者黏馬桶，這時候我們就要調脾，茯苓、白朮、陳皮都能很好地發揮健脾的作用，唯有氣血充足，土壤肥沃，種子才能生根發芽。

注意：這些茶飲喝 1~2 週，如未見症狀好轉，需請專業醫師諮詢。

香附茯苓疏肝藥膳

材料
香附 10 克、陳皮 10 克、白芍 10 克、白朮 10 克、茯苓 10 克
用法
水煎取汁，加小米 100 克，放入砂鍋中同煲至熟，加調味品後食用。
小叮嚀
①此方僅在準備懷孕期間服用，懷孕後要停止服用
②可以每日配合以大拇指單指推太沖穴 100 次，效果更佳。

Part 7

不可不知的減肥正確知識

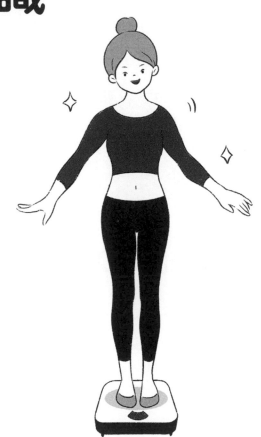

❀ 減肥不僅僅是減輕體重

正確的減肥，是透過一些方法將整個身體塑造得更加勻稱、漂亮，讓氣色變得更加潤澤，讓人一眼看上去就覺得朝氣蓬勃、有活力，而體重減輕只是一個伴隨結果。

減肥的目的，當然不只是為了變美而減肥，還為了健康。如果長期肥胖，身體各個機能會有代償機制，當超過代償的時候，就會導致疾病發生。

而減肥成功後，不僅形體上發生改變，還會產生一種成就感，使你整個人身心愉悅，一旦氣機調暢，疾病自然就遠離你啦！

臨床中，我遇到過不少女性朋友在減肥的過程中，或多或少走過一些彎路，對自己身體的影響也或輕或重，有些基本上沒什麼傷害，只不過是減肥失敗而已；但有些朋友走過的彎路卻極大地傷害了自己的身體，甚至造成不可挽回的後果。

❀ 過度節食減肥會讓人健康惡化又變醜

節食，顧名思義就是縮減攝入的能量，使消耗的能量大於攝入的能量，以期達到瘦身的目的。這表面上看是一種快速有效的減肥方式，但實際上，無論是身體還是心理上，都會帶來很多傷害。

那麼過度節食會對我們的身體產生哪些傷害呢？過度節食會引起月經不調，甚至閉經、卵巢早衰、骨質疏鬆……

簡單來講，月經是一個正常的生理循環週期，它的正常運行需要一個很重要的東西，就是雌激素。

而脂肪在其中具有重要作用，它不僅可合成雌激素，維持月經的正常，也可以在我們饑餓時應急，維持血糖穩定，防止發生低血糖，還能維持體溫，緩衝外界的衝擊力，保護內臟。總之，脂肪是人體六大營養素之一，其重要性不言而喻。所以，建議 18 歲以上民眾的膳食脂肪適宜的攝入量，為所供能量占每日所需能量的 20%~30%。

過度節食會導致營養不良、胃潰瘍，甚至脾胃極度虛弱

《黃帝內經·靈樞》裡說過：「平人不食飲，七日而死者，水穀精氣津液皆盡故也。」也就是說，一個普通人七天不吃不喝就會死，且不說這些極端的節食是否真的能把你變瘦，你忍心把健健康康的身體折騰成風吹就倒的紙片人嗎？

過度節食減肥會導致神經厭食症、暴食症

有一些女性對自己的體重過分關注，為了使體重減輕，服用瀉藥或催吐，如此反覆，情緒變得焦慮、煩躁，再加上一些外界因素的

影響，就會形成神經厭食症、暴食症等飲食障礙。我在臨床中見到的，由於過度節食而導致厭食症的例子不在少數。

過度節食會得膽結石

聽起來有點令人難以置信，但事實確實如此，尤其是對於不吃早餐的人而言，更容易得膽結石。進食行為是膽汁分泌和排泄的信號，缺乏進食行為，容易引起膽汁排泄不暢，形成膽結石。

過度節食會讓人變醜

過度節食後，一頭秀髮會變成枯燥、乾黃的草堆，指甲也會變得乾燥、有稜角、無光澤，臉色變得難看，還會出現臉色蒼白、蠟黃等情況。

節食減肥很少成功

現在，減肥的人多，成功的人卻很少。有大量研究表明，節食減肥很少能夠成功減輕體重，反而會使體重增加。只有極少數的人會成功，但是會對身體產生一定的負面影響。

當節食減肥一段時間後，體內基礎代謝率會處於較低的水準，一旦恢復原來的飲食後，由於基礎代謝率較低，儘管吃得不多，但體重卻咻地往上增長。

看到大家用各種殘忍的方法減肥卻怎麼也瘦不下去，我都為大家著急，其實只要找對了方法，減肥是一件很輕鬆的事。而且如果方法對了，瘦下來之後氣色也會越來越好，很少有反彈現象。如果不搞清楚自己胖的原因，盲目去減，只會一直減肥一直肥，永遠瘦不下去！靠節食，體內營養攝入不足，氣血就不夠，脾胃就虛，而脾虛生濕。

我印象最深刻的一個節食減肥的患者，是一個女留學生。之前她在國外不覺得自己胖，因為國外的胖子非常多，後來回國找工作的時候，她發現周圍人看她的眼神有點異樣，甚至影響她面試找工作，於是受了刺激後開始粗暴地節食減肥，這樣過了一、兩個月，體重是降了三、四公斤，結果閉經了。再到醫院一查，雌激素濃度低，診斷為內分泌失調，這小姐還沒結婚呢，再也不敢盲目節食了。

她跟我說，她真的非常有毅力，每天只吃一顆蘋果，或黃瓜和番茄，用她自己的話說，就是餓到給她一頭牛都能吃得下。

但是結果呢？這不是長久的辦法，人是不可能長期維持這種飲食的，一旦恢復正常飲食，只會反彈得更厲害。她找到我時，已經從 65 公斤反彈到了 77.5 公斤，這時候其實是非常棘手的，因為她身體的內分泌已經有些紊亂了，經過一段時間的中醫調理，她成功瘦到 55 公斤，減少了 22.5 公斤。

❀ 快速減肥會導致皮膚皺紋增加、乳房下垂

短期快速減肥，聽起來不錯，很具有誘惑力，許多人為了能早點看到效果，選擇吃減肥藥，甚至吃含有瀉藥功能的茶或湯，都是不可取的。

有的人吃減肥藥會引起心慌、頭暈等反應，含有瀉藥功能的茶湯往往是寒性的，就算你暫時瘦了一些，也只是排掉一些水分，如果稍不注意，還有可能出現身體脫水的情況。俗話說，一口吃不成胖子，兩頓餓不成瘦子，如果非要在短期內快速達到瘦身的目的，對身體的損害是非常大的，所以說短期快速減肥是非常不可取的。

短期快速減肥會導致皮膚鬆弛、乳房下垂，由於減肥速度過快，會導致皮膚的收縮速度趕不上脂肪消耗的速度，彈性下降，皺紋增加，乳房下垂。

只一味地減脂是不行的，但透過調理體質，調理身體內在來達成一個快速減肥的目標，是沒有問題的。因為我們是針對肥胖的根本去解決問題，只有把引起肥胖的原因解決了，你才能真正瘦下來！

有位患者是女企業家，有一次，我為他們公司的高級主管進行培訓時，她聽到我講氣虛、痰濕體質的問題，她覺得太對了，說她就是懶得動，補品也不少吃，平時也不勞累，就是沒精神還發胖，去醫院體檢，除了血脂有點高，也查不出其他毛病，平常自己喝祛濕的茶也不見改善。

後來我教她首先戒涼，然後加上溫陽補氣的方法，再配合祛濕，適當加上運動，效果真是立竿見影，體重一個月減下去了 15 公斤，而且人也變得很有精神，她說：「早知道這麼輕鬆，就不用走那麼多彎路了。」

快速減肥，
瘦下來快，反彈也快，
快樂沒有得更快

❀ 不吃主食只吃肉的「生酮飲食」不可靠

近年來「生酮飲食」特別火紅，曾經還有朋友問我，是不是每天只吃肉類、不吃主食就能瘦下來？試想每天不用為了減肥忍饑挨餓，甚至可以大快朵頤，這簡直就是最理想的減肥方式！

但是，真的是這樣嗎？

接下來，我就跟大家聊聊什麼是「生酮飲食」，不吃主食只吃肉減肥真的可靠嗎？

✳ 什麼是「生酮飲食」？

生酮飲食（ketogenic-diet，簡稱 KD），指透過嚴格限制碳水化合物的攝入，用富含脂肪和蛋白質的食物來替代，以高脂肪、低碳水化合物和適量蛋白質為特點的飲食方式。與傳統飲食方式相比，生酮飲食需要更高的脂肪攝入量，而碳水化合物攝入量應占 10%，甚至 5% 以下。

或許大家會好奇，它為什麼叫「生酮飲食」呢？

正常情況下，我們的身體透過分解碳水化合物，利用葡萄糖來提供能量。而生酮飲食其實是類比一種饑餓狀態，由於碳水化合物攝入極少，體內的糖儲備被消耗乾淨之後，身體只能動用脂肪來供給能量。在這個過程中會產生大量酮體，因此稱之為「生酮飲食」。

生酮飲食

	碳水化合物	脂肪	蛋白質
均衡膳食模式	55%~65%	20%~30%	10%~15%
生酮飲食模式	4%~17%	60%~90%	6%~35%

其實這種飲食方式也不是近年來才出現的，早在 1920 年代，生酮飲食就被用來治療兒童難治性癲癇。到了二十世紀末，逐漸引入到糖尿病、帕金森症候群等疾病的治療中。人們發現它還有減肥的「副作用」，於是也被推崇為一種減肥神器。

✪ 生酮飲食的種類

其實生酮飲食也不是簡單的不吃主食、多吃肉，而是根據不同的需求有不同的選擇。

- **標準生酮飲食**：就是上面提到的脂肪要超過 70%，20% 左右的蛋白質，而碳水化合物的攝入要低於 10%。

- **週期性生酮飲食**：類似碳水循環，健身人士多採用這種，一週內五天嚴格限制碳水化合物的攝入量，另外兩天可以攝入一定量的碳水化合物。

- **針對性生酮飲食**：適合高強度力量訓練愛好者，只在高強度力量訓練前後攝入一定量的碳水化合物，平時限制碳水化合物的攝入。

- **高蛋白生酮飲食**：適合有增肌需求的族群，適量增加蛋白質攝入，稍微減少一點脂肪的攝入。

★ 生酮飲食包括哪些食物呢？

　　各種肉類，如雞、鴨、魚等白肉，以及豬、牛、羊等紅肉；高脂肪魚，如金槍魚、鮭魚、鰻魚、鯡魚等；雞蛋；堅果和種子，如核桃、杏仁、南瓜子、芝麻、花生、夏威夷果等；天然油脂，如橄欖油、椰子油等植物油，或者純牛油、豬油等動物油；未加工的乳酪；低碳類素蔬菜，如綠葉蔬菜。

　　在嚴格的生酮飲食中，以下食物是不能吃的。

　　首先就是包括雜糧和豆類在內的所有主食，如米飯、饅頭、麵條、麵包、水餃等；其次就是含糖量高的食物，如含糖飲料、果汁、冰淇淋、蛋糕、甜品等；水果的碳水化合物含量也很高，不過像酪梨、檸檬、藍莓這類低碳水化合物含量的水果，可以適量食用；根莖和塊莖類蔬菜，如馬鈴薯、山藥、地瓜、胡蘿蔔等；各種加工類

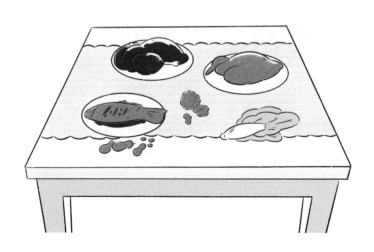

食品；反式脂肪酸，如代可可脂、植物奶油、精煉植物油等；含糖的調味品或調味汁；酒精，大部分酒精飲料都含有碳水化合物。

✦ 生酮飲食的危害

1 會導致肌肉量減少

在生酮飲食早期，身體還未適應這種供能方式的轉變，由於碳水化合物攝入量極低，血糖濃度下降，很容易出現頭暈乏力、眼前發黑、出冷汗等低血糖反應，嚴重的低血糖反應還會導致腦細胞受損。身體不僅僅分解脂肪，還會透過分解肌肉來供能，所以長期採用生酮飲食，會導致肌肉量減少，降低基礎代謝率。

2 引起酸中毒

身體長期處於「生酮」的狀態，血液酸化，就會產生酮症酸中毒，輕者出現食慾減退、噁心、嘔吐等症狀，嚴重者出現脫水、昏迷，甚至危及生命。也會導致骨質減少，甚至骨質疏鬆。

3 導致營養不良

由於飲食結構的改變，某些維生素、膳食纖維、微量元素等攝入也大大減少，造成飲食不均衡，容易導致營養不良、便祕。

4 增加腎臟的負擔

蛋白質分解後的含氮廢物（如尿素、尿酸、肌酐等）經腎臟代謝，蛋白質的攝入增多會增加腎臟的負擔，因此有腎臟損害的族群不適合採用生酮飲食。

★ 該不該選生酮飲食？

雖然生酮飲食在短時間內確實能發揮減重的效果，但是事物都有兩面性，我們既然想要它的好處，也要認清它的弊端。除了上面提到的影響，生酮飲食還會導致脫髮、失眠、情緒暴躁等問題。許多透過生酮飲食短期減肥成功的人，在恢復正常飲食後很容易反彈。

嚴格堅持生酮飲食其實很困難，不太符合我們的飲食習慣，或許你可以短期堅持做到，但是可以做到堅持一輩子嗎？這恐怕還是有點難度的。在中醫看來，長期吃高脂、高蛋白的食物，並不利於身體健康，因為生酮飲食中肉類含量較高，而肉類和脂類屬於不好消化的食物，會加重脾胃的負擔，雖然暫時是瘦了，但是後期常出現消化道的問題，我在臨床上就見過很多患者在進行生酮飲食時會產生腹脹的症狀。

總之，不吃主食，或者說採用「生酮飲食」的方式，在短期內確實能產生一定的減肥效果，但不是適合每個人長期執行。

該不該選生酮飲食？最好在專業醫師的指導下進行，盲目嘗試會對身體造成不利的影響。

✿ 不是出汗越多就瘦得越多

大家在減肥時，經常誤以為「出汗越多，瘦得就越快」。出汗減的是水，不是脂肪，所以瘦得快，反彈得也快。而且我們在平時生活中會發現，往往是胖的人更容易出汗，如果汗出得越多越容易瘦的話，這豈不是就矛盾了。所以說，減肥效果與出汗沒有必然的關聯。

為什麼會出汗？

我們身體裡的細胞都需要一個適宜的溫度來進行代謝活動，體溫過高或過低都不好。當身體的溫度升高的時候，為了讓體溫保持恆定，大腦就會發布指令，讓汗腺開始工作，透過排汗來降溫。

出汗可以簡單分為「主動」出汗和「被動」出汗。我們在運動的時候會產生很多熱量，身體會透過排汗的方式來散熱，並促進新陳代謝。這種方式就叫作「主動」出汗，而且在出汗之後身上會覺得很舒服。另一種就叫「被動」出汗，一般是指在炎熱天氣或三溫暖房裡，由於外界的溫度升高，身體為了散熱而排汗。

兩者相較而言，肯定是運動後出汗減肥的效果更好，但這不是因為你出汗了，而是因為你運動了。

過度出汗對身體有什麼影響？

有些人為了追求快速減肥，採用「保鮮膜減肥法」，運動時用保鮮膜裹住手臂、肚子和大腿，希望透過多出汗來多減肥。還有，近年來特別流行「暴汗服減肥法」，跟保鮮膜減肥法類似，由於材質不透氣，熱量無法順利隨汗液排出，從而增加出汗量。這就相當於人為地給自己創造了一個高溫的環境，還不容易散熱。這類方式極易引起身體脫水、中暑，嚴重者甚至有生命危險。

中醫認為「汗為心之液」，出汗過多會損傷津液，而津液裡蘊含著氣，所以津液外泄的時候，氣也會隨之耗散，大量出汗就會導致耗氣傷陰，對身體十分不好。

所以，大家在運動的時候不要盲目追求多出汗，而是應該選擇舒適、透氣的衣服，適當出汗即可。

那有的人可能會問了，我想加強運動時的減肥效果，你又說暴汗服和保鮮膜沒有用，那我該怎麼做啊？

對於這個問題，我建議要確保運動強度，因為中等運動強度時，達到的減脂效率最高。

那運動強度怎麼看，中等運動強度又是多少呢？

一般我們可以用心率來衡量運動強度，推薦用一個公式，叫 Gelish 公式：207-0.7 × 年齡，比如一個人是 20 歲，那麼他的最大

心率就是 193 次／分。當你的心率達到最大心率的 60%~80% 時，就是中等運動強度。根據這個公式計算出來，20 歲的中等運動強度心率是在 115~154 次／分。低於這個心率，鍛鍊的效果就不好。高於這個心率，就是無氧運動，不適合減脂。但是，患有心臟病的人做運動，需在醫師的指導下進行。

✿ 非經期才是減肥的正確時機

現在，有人提出一種說法，月經期吃不胖，月經結束時是減肥黃金期。這種說法真的正確嗎？

首先，我們要說明一點，月經期間女性的體重的確會出現一定幅度的波動。這是因為在經期，女性的新陳代謝速度較平時快，同時，經血按時來潮排出體外，體液減少，體重自然會有一定幅度的下降。但我們都知道，女性經期需要營養的攝入，並且應避免劇烈運動，否則對身體和心理都會造成傷害。臨床上，也不乏因為過度減肥而導致月經失調甚至閉經的案例。如果單純為了減肥而不惜犧牲健康，這種做法是得不償失的。

經期減肥並不靠譜，非經期才是減肥的正確時機。在飲食上，我們應控制碳水化合物和脂肪的攝入量，同時進行規律的有氧運動。

✿ 單純拔罐減肥效果不佳

拔罐減肥是近年來興起的減肥方法，也是中醫治療肥胖症的特色療法之一。

中醫拔罐療法進行減肥，主要是透過罐作用於體表相應經絡和穴位，用罐的吸附力刺激穴位，激發經絡之氣，促進氣血運行，調節內分泌，改善代謝。

簡單來說，就是以拔罐的溫熱之性和強吸附力，作用於皮膚及毛孔，祛除寒濕等邪氣，恢復健康。

但是，並非所有人都適合拔罐減肥。

以下族群忌拔罐：
❶ 有心臟病、肺氣腫、自發性氣胸病史者。
❷ 皮膚過敏或有皮損者。
❸ 嬰幼兒、孕婦。
❹ 凝血機制障礙者，如血友病。
❺ 飽腹者、空腹者、醉酒者、過度虛弱者。
❶ 抽搐、痙攣發作者。

而且，根據我的臨床觀察，很多患者單純用此療法容易反彈。因為拔罐法能刺激到的部位比較淺，加上部分族群不改正不良的生活習慣，治療停止後，體重反彈的機率很大，所以減肥一定要綜合辨證治療，而不是採用單一療法。

拔罐很好，但「門檻」很高，
不是誰都能拔哦！

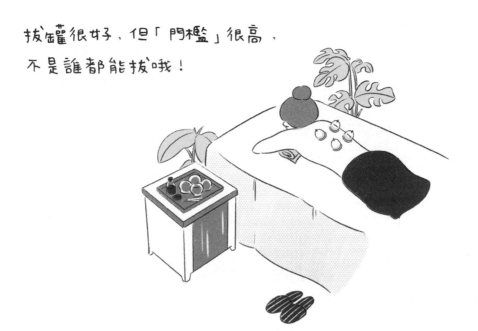

✿ 不可吃瀉藥減肥

「清宿便排腸毒，可祛斑養顏」曾經是一句家喻戶曉的廣告詞，就這麼簡簡單單一句話，不知荼毒了多少人。甚至有人為了變瘦變美，長期服用瀉藥！

吃瀉藥減肥，不可取！

減肥瀉藥對腸道的危害極大。我們知道，腸道是人體內最大的微生態環境，「住」著許多菌群，這些菌群正常與否，跟我們的生理、心理健康息息相關。而迅猛如減肥瀉藥，極易導致菌群失調。

瀉藥的危害如此之大，為何還有人趨之若鶩？因為在瀉藥的作用下，減肥患者的食慾會下降，攝入食物減少，同時排便量和排尿量增加。換言之，你丟失掉的都是體液，而非你的脂肪。我在臨床上使用瀉藥非常小心，就算真的有嚴重便祕，我一般也會給行氣藥比較多，行氣藥可以加快胃腸蠕動，而不至於傷身體，比如，枳殼、當歸、肉蓯蓉等。枳殼是一種果實，可以通腸胃、除濕，改善便祕的效果很好；至於當歸，一般人只知道它是活血的，卻不知道它通便的效果也很好，還不傷正氣；肉蓯蓉更不用說了，除了能通便，還能補腎！

　　如果你真的十分需要藥物輔助減肥，那麼一定要去正規醫院詢問醫師的意見，在專業醫師的指導下服用相關藥物。

❀ 外貼敷中藥包減肥需辨證

　　貼敷法是中醫外治法之一，最早見於《五十二病方》，已有上千年歷史。

　　貼敷法是以中醫基礎理論為指導，製成中草藥製劑，貼敷於皮膚局部或穴位處，此法具有安全便捷、副作用小、應用廣泛、療效較快等優點。各類外貼敷藥包的作用原理，主要是透過貼敷於局部，藥物無須經過胃及消化道，而是經皮膚吸收，沿經絡傳導，直接發揮中藥藥效，協調陰陽，使人體達到新的平衡點，從根本祛除病因。

臨床中，我曾遇到一個女性患者，44歲，她自述使用外貼敷中藥包四個月，體重從 69 公斤減到 53 公斤，但半年後反彈到了 74 公斤。

後來我瞭解到，她在使用中藥包的期間，不僅需要嚴格控制飲食，體重掉得慢的，還會直接讓你「辟穀」（即不吃東西），每天什麼也不吃，只能喝水。除此之外，還存在其他問題，許多人使用後，反映會出現上火長痘、牙齦出血、口腔潰瘍、體重易反彈、生理期紊亂等副作用。

所以，中藥貼敷包減肥確實有一定的效果，但還是那句話，減肥一定要由專業醫師綜合辨證，這樣才不會反彈。

✿ 喝紅豆薏仁粥不一定有助減肥

有痰濕的朋友提問，為什麼喝了好久的紅豆薏仁粥沒有效果？這要先來看看你的紅豆薏仁粥是不是做到了這兩點。

1. 紅豆要選赤小豆。

看起來較圓的是普通紅豆，而扁扁的、有芽的，才是真正有祛濕功效的赤小豆。選對赤小豆就顯得尤為重要。

2. 薏仁偏寒涼，一定要炒過之後再用，療效最佳。

其實做到這兩點還遠遠不夠，上面我們提到了祛濕的關鍵是健脾，因此我建議大家在做紅豆薏仁粥的時候，可以在粥裡加入茯苓，茯苓對於健脾有很好的作用，這樣做出來的紅豆薏仁粥，健脾祛濕的效果會更加明顯。

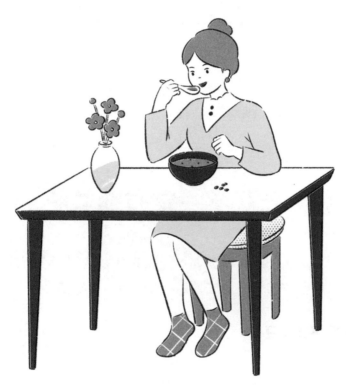

赤小豆＋炒薏仁，
才是正確的祛濕打開方式

附錄
食物替換分量表

銘記三句順口溜：

粗細搭配、葷素搭配、種類多樣化、餐餐得有蔬菜！
同類的食物之間可以互換，不同類的食物不能互換！
每天食材種類在 12 種食物以上，每週 25 種以上哦！

以下的食物替換分量表，可為希望減輕體重的人提供一種營養平衡的飲食方法，透過食物交換，可以得到多樣化的食譜並確保營養的均衡。根據常用食物熱量和主要營養素（蛋白質、脂肪、碳水化合物）的含量，將食物分為穀薯類、水果類、蛋豆魚肉類、奶類及製品、蔬菜類、油脂類六大類。

每一份食物為 90 大卡，都可在自己相對應的標準體重區域食譜中找到替換的食材（所選部分食材適合減重期和維持體重期食用，均為食物替換參考）。一週七天，可按照生活習慣來改變食譜。

類別	食物	重量／分量
穀薯類	白米、高粱、紅米、小米、黑豆、赤小豆、紅豆、血糯米、黑米、黎麥、燕麥、蕎麥、糙米、義大利麵（乾）、雜糧麵（乾）	25 克
	濕麵	75 克
	雜糧饅頭、雜糧窩窩頭	40 克
	菜包	50 克
	馬鈴薯、山藥	125 克
	鮮玉米帶棒心	180 克
	鮮玉米粒	80 克
肉類	瘦豬肉	60 克
	雞肉、鵝肉、鴨肉、羊肉	70 克
	牛肉	80 克
魚蝦類	草魚、鯉魚、黃魚、昂公魚、鮭魚、烏魚、巴沙魚等魚類	80 克
	蝦	100 克
蛋類	雞蛋（帶殼 1 顆）、鵪鶉蛋（帶殼 6 顆）、鴿子蛋	60 克
豆製品	板豆腐	100 克
	嫩豆腐	200 克
	豆干、百葉豆腐皮、素雞	50 克

類別	食物	重量／分量
水果類	櫻桃、李子、杏、桃子、蘋果、橘子、柳丁、梨、奇異果	200 克
	草莓	300 克
奶類及製品	羊奶、純牛奶	150 毫升
	全脂優酪乳	100 毫升
	奶粉	20 克
	乳酪	25 克
蔬菜類	乾銀耳	20 克
	乾黑木耳	35 克
	蒜苗、濕銀耳	200 克
	胡蘿蔔	250 克
	絲瓜、刀豆、菜豆、荷蘭豆、扁豆、四季豆、水發黑木耳	300 克
	甜椒	350 克
	茄子、西洋芹、花椰菜、青花菜、南瓜、金針菇、香菇、平菇、杏鮑菇、鴻禧菇、蟲草花	400 克
	苦瓜、番茄、白蘿蔔、黃瓜、白菜、豆芽、菠菜、空心菜、黑菜、高麗菜、紫高麗菜、青江菜、娃娃菜、油菜、青江菜、茼蒿、大部分的葉菜	500 克
	冬瓜	700 克

類別	食物	重量／分量
堅果類	核桃、腰果、南瓜子仁、西瓜子仁、花生、杏仁、芝麻	15 克
炒菜油品	玉米油、花生油、大豆油、芝麻油、橄欖油、亞麻子油等油品	10 克

補充說明：

穀漿類食物需要加開水放入破壁料理機裡破壁後食用，如：花生雜糧漿（花生 5 克、桂圓 2 個、血糯米 20 克、糙米 20 克）＋開水 250~300 毫升，按下穀漿鍵，等破壁熟後就可食用了。

食譜中的食材均為食物生重，乾重為未泡發食物的重量。烹調方法要選擇健康的烹調方式，多採用蒸、拌、炒、燴、汆等方法，盡量不放糖、不油炸。

後記

現代社會的人大多因肥胖症而備受困擾。有一天，學生問我：「董老師，您怎麼不出版一本中醫治療肥胖症的書呢？」這句話提醒了我。我從碩士班開始在臨床接觸肥胖症的治療，到了博士班期間把肥胖症及胰島素阻抗做為研究方向，工作之後在天津中醫藥大學第一附屬醫院展開了肥胖症專病門診，至今已經有十三年。這段期間，小小的診間裡聚集了國內外許多醫師和學者前來交流學習，平常我會把這裡的臨床經典案例拿出來分享。

歷時一年，我終於將臨床中遇到的減肥相關問題歸納整理完畢，和大家見面了。

希望能達到兩個目的，第一，想做一個科普知識的普及，讓大家在減肥路上不要走彎路。第二，希望同行們提出寶貴的建議，讓我們一起不斷進步，讓更多人受益！

這本書的出版，首先要感謝我的父母，養育我，讓我成為一名醫師，能盡自己所能幫助有需要的人。其次，在寫書的過程中，我得到了很多前輩的支持和幫助。特別要感謝的是國醫大師、中國工程院院士石學敏教授為本書親筆寫了推薦。石院士高尚的醫德，精湛的醫術，永遠值得我們後輩學習。

此外，讓我特別感動的還有很多同學、同行一如既往的協助，天津中醫藥大學王舒鶴、蔡莉莉、藍宇洋、孔慶傑、于文娟、耿晨、

楊元禎、王昌龍、呂玉冰，承德醫學院王曉晴，成都中醫藥大學劉薪雨，秦皇島市工人醫院張郁，無錫註冊營養師林華玉。

他們在得知我要出書後，不斷幫助我收集文獻、資料，盡心盡力，但他們都說：「能讓更多人懂得中醫知識，從而身心健康，無論多辛苦都值得！」

我衷心地希望透過本書能幫到大家，也祝願看到此書的每個人，都能有所收穫，擁有一個健康的身體！

減肥穴位

總覽

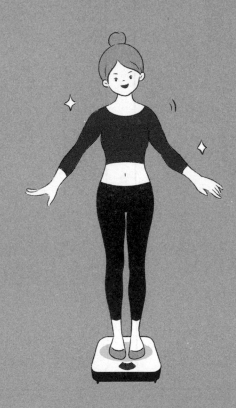

適合族群	黃胖胖
功　效	控制食慾
查詢頁碼	173

饑點穴

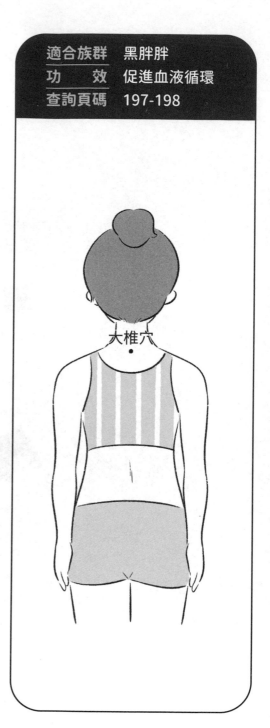

適合族群	黑胖胖
功　效	促進血液循環
查詢頁碼	197-198

大椎穴

適合族群	皆可
功　　效	消怒氣
查詢頁碼	106~107

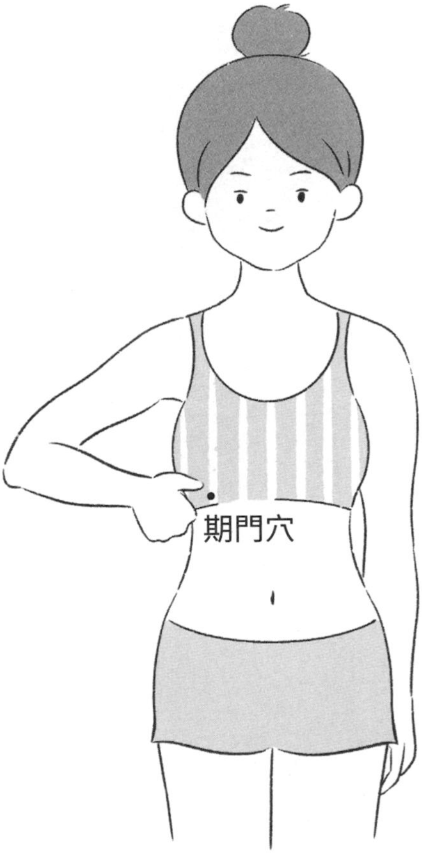

期門穴

適合族群	白胖胖、黃胖胖
功　　效	調理脾胃、補中益氣
查詢頁碼	86~87

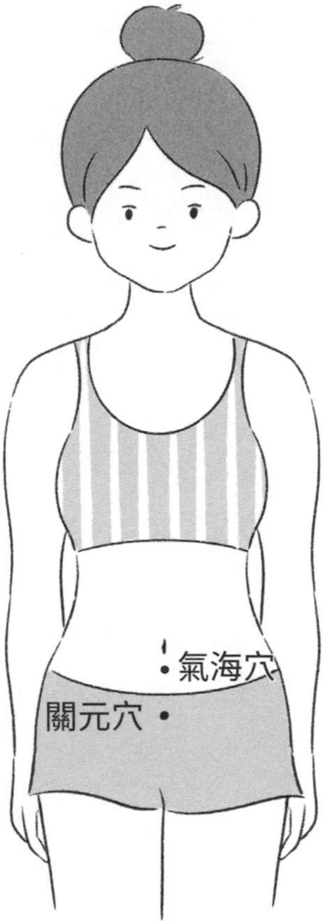

氣海穴

關元穴

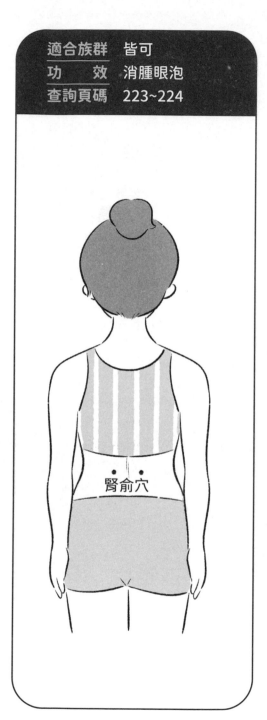

適合族群	黃胖胖、黑胖胖
功　　效	活血散瘀，促進大腸蠕動
查詢頁碼	182、196

天樞穴

適合族群	皆可
功　　效	消腫眼泡
查詢頁碼	223~224

腎俞穴

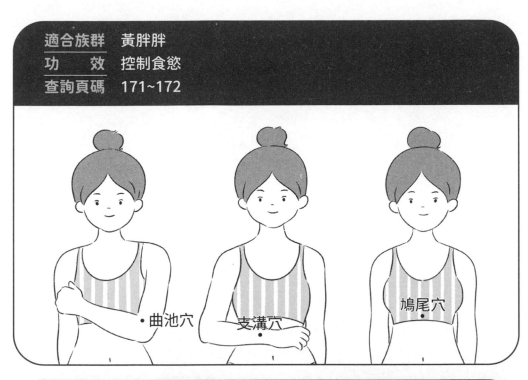

適合族群	黃胖胖
功　效	控制食慾
查詢頁碼	171~172

・曲池穴

支溝穴

鳩尾穴

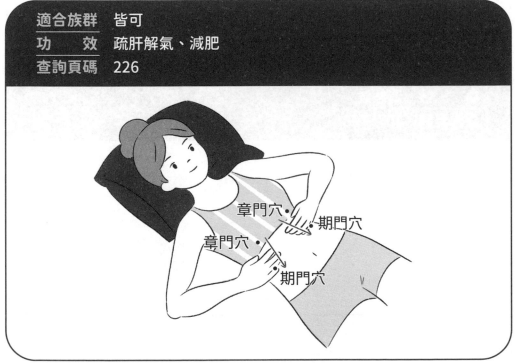

適合族群	皆可
功　效	疏肝解氣、減肥
查詢頁碼	226

章門穴・　・期門穴

章門穴・

・期門穴

適合族群	白胖胖、黃胖胖、黑胖胖
功　　效	補中益氣，健脾祛濕，加快排泄
查詢頁碼	85、181

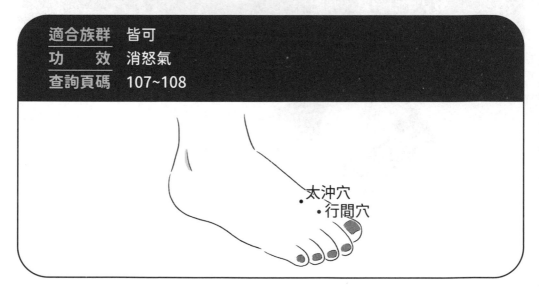

足三里

適合族群	皆可
功　　效	消怒氣
查詢頁碼	107~108

太沖穴
行間穴

適合族群	黑胖胖
功　　效	補血活血
查詢頁碼	194~195

血海穴

三陰交穴

適合族群	皆可
功　　效	消腫眼泡
查詢頁碼	222~223

陷谷穴　陷谷穴

BH0065

白胖胖、黃胖胖、黑胖胖，你是哪一種？
中醫辨證論治減肥法，輕鬆有效不反彈

作　　　者｜董正妮
責任編輯｜于芝峰
協力編輯｜洪禎璐
內頁排版｜劉好音
封面設計｜小草

發 行 人｜蘇拾平
總 編 輯｜于芝峰
副總編輯｜田哲榮
業務發行｜王綬晨、邱紹溢
行銷企劃｜陳詩婷

國家圖書館出版品預行編目（CIP）資料

白胖胖、黃胖胖、黑胖胖，你是哪一種？：中醫
辨證論治減肥法，輕鬆有效不反彈／董正妮著－
初版．－臺北市：橡實文化出版：大雁出版基地
發行，2022.10
272 面；17*23 公分
ISBN 978-626-7085-45-5（平裝）

1.CST：減重　2.CST：中醫

411.94　　　　　　　　　　　111014628

出　　　版｜橡實文化 ACORN Publishing
臺北市 105 松山區復興北路 333 號 11 樓之 4
電話：（02）2718-2001　傳真：（02）2719-1308
網址：www.acornbooks.com.tw
E-mail 信箱：acorn@andbooks.com.tw

發　　　行｜大雁出版基地
臺北市 105 松山區復興北路 333 號 11 樓之 4
電話：（02）2718-2001　傳真：（02）2718-1258
讀者服務信箱：andbooks@andbooks.com.tw
劃撥帳號：19983379　戶名：大雁文化事業股份有限公司

印　　　刷｜中原造像股份有限公司
初版一刷｜2022 年 10 月
定　　　價｜450 元
I S B N｜978-626-7085-45-5

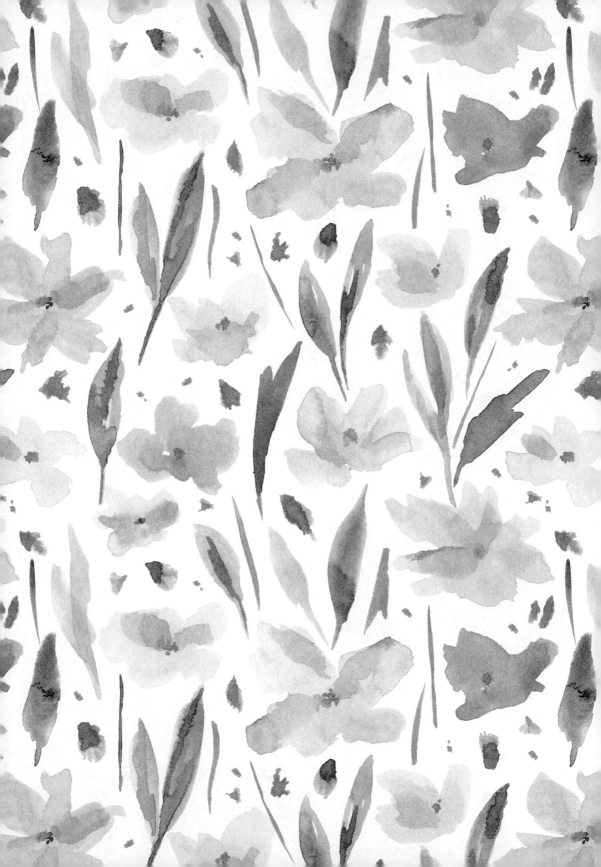

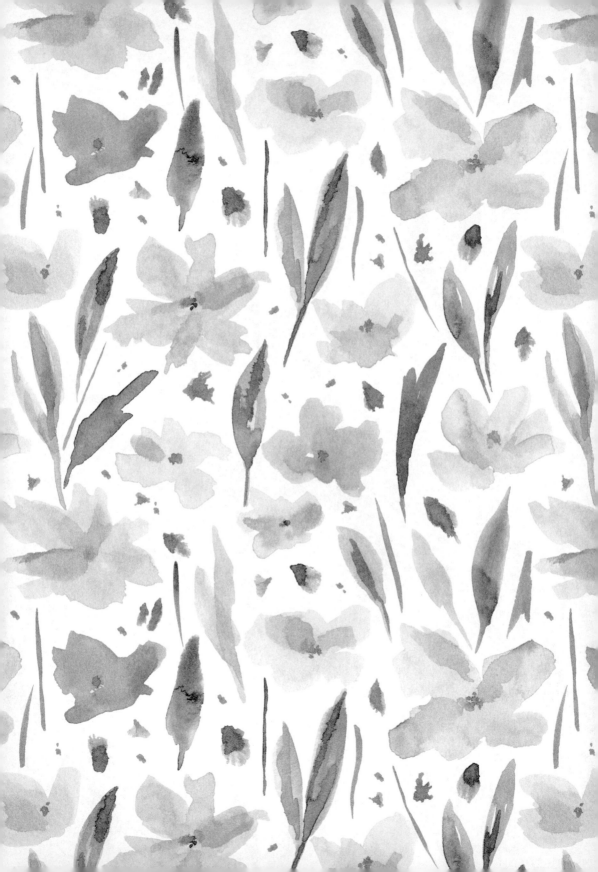

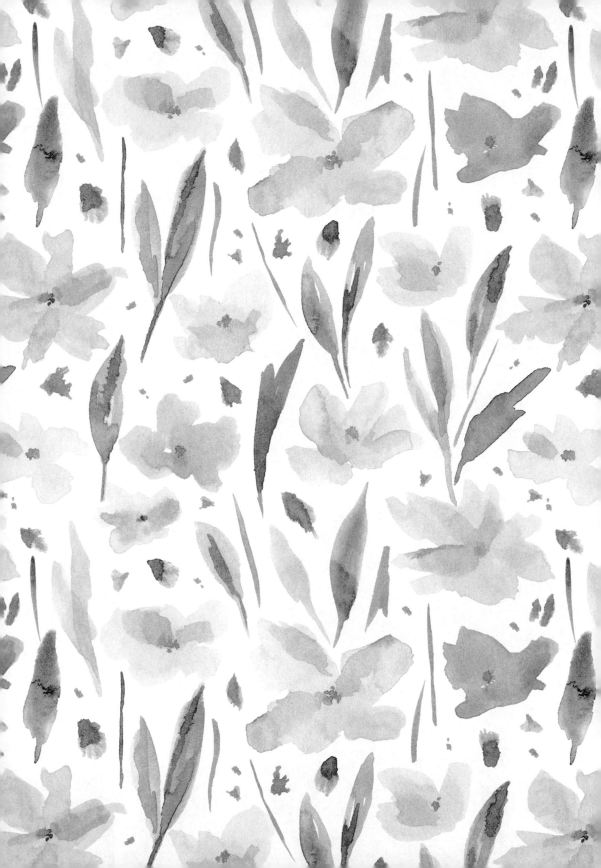

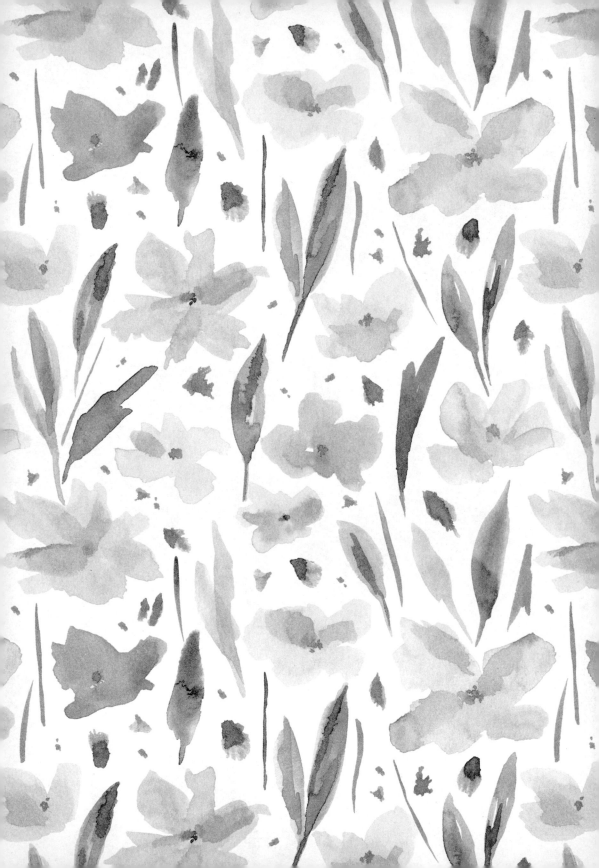